职业教育数字化融媒体特色教材

"岗课赛证"融通教材

"1+X"职业技能等级证书考核辅导教材

Care For The Elderly With
Dementia / Disability

(1+X Edition)

失能失智
老年人照护

（1+X 版）

徐　难　史路平 ◎ 主　编
王航赛　徐玲燕　徐晓勋 ◎ 副主编
诸葛毅 ◎ 主　审

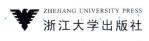

ZHEJIANG UNIVERSITY PRESS
浙江大学出版社
·杭州·

图书在版编目(CIP)数据

失能失智老年人照护:1＋X 版/徐难,史路平主编
.—杭州:浙江大学出版社,2024.4(2025.3 重印)
ISBN 978-7-308-24262-2

Ⅰ.①失… Ⅱ.①徐… ②史… Ⅲ.①老年人－护理
学－职业技能－鉴定－教材 Ⅳ.①R473

中国国家版本馆 CIP 数据核字(2023)第 187998 号

失能失智老年人照护(1＋X 版)

SHINENG SHIZHI LAONIANREN ZHAOHU（1＋X BAN）

主编 徐 难 史路平

策划编辑	阮海潮(1020497465@qq.com)
责任编辑	阮海潮
责任校对	王元新
封面设计	续设计
出版发行	浙江大学出版社
	(杭州市天目山路 148 号 邮政编码 310007)
	(网址：http://www.zjupress.com)
排　　版	杭州星云光电图文制作有限公司
印　　刷	杭州宏雅印刷有限公司
开　　本	787mm×1092mm　1/16
印　　张	12
字　　数	242 千
版印次	2024 年 4 月第 1 版　2025 年 3 月第 2 次印刷
书　　号	ISBN 978-7-308-24262-2
定　　价	49.00 元

《失能失智老年人照护(1＋X版)》
编委会

主　编　徐　难　史路平

副主编　王航赛　徐玲燕　徐晓勋

主　审　诸葛毅

编　委　(按姓氏笔画排序)

毛　翠(衢州职业技术学院)

王航赛(金华职业技术学院)

史路平(衢州职业技术学院)

许海莲(衢州职业技术学院)

张沛情(衢州职业技术学院)

陈以华(杭州特殊教育职业学院)

胡菁菁(宁波卫生职业技术学院)

徐　难(衢州职业技术学院)

徐玲燕(衢州第三医院)

徐晓勋(衢州第三医院)

徐丽霞(衢州第三医院)

熊妍哲(福建卫生职业技术学院)

前　言

我国已进入深度老龄化社会,失能失智老年人照护压力巨大,而培养相关照护人才是解决当前老龄化社会问题的主要途径之一。据此,我们团队根据失能失智老年人护理岗位职业能力要求,对接专业教学标准,组织老年护理专业的教师和临床一线的护理专家,编写了适应现代教学需求的模块化新形态教材《失能失智老年人照护(1+X 版)》。本教材为培养社会急需的养老护理高素质技能人才提供了重要支撑。

本教材以习近平新时代中国特色社会主义思想和党的二十大精神为指导,落实立德树人根本任务,以培养高素质应用型专业人才为宗旨,以"岗课赛证"融通为编写思路,将岗位技能要求、职业技能竞赛相关内容、"1+X"职业技能等级证书考核标准有关内容有机融入教材。此外,本教材还采用新形态模式,以"互联网+"信息化教学思维,以二维码的形式,将课件、微课及操作视频等数字化教学资源融入教材。

本教材主要围绕"知智、促智、护智"三个模块展开,知智模块分设三个项目(老龄化社会现状、失智症基本认知、老年综合评估),促智模块分设两个项目(认知功能促进、功能康复),护智模块分设四个项目(日常照护、精神行为照护、安全照护、照护员关怀)。在每个项目中,以岗位能力需求标准为导向重组课程内容;以职业技能大赛标准为引领,强化能力培养体系的实践环节;以"1+X"职业技能等级证书考核标准为突破口,全面提升学生的技能水平和综合素质;以课程思政理念为引领,提升学生的职业情怀和职业素养。

本教材为浙江省高水平专业群建设项目成果。本教材可供高职院校、五年一贯制、中职学校护理专业及健康与服务管理专业等学生使用，亦可作为临床老年护理从业人员继续教育、老年照护机构康养服务类从业人员培训用书，还可作为"1+X"失智老年人照护职业技能等级证书考核辅导教材及认知障碍从业人员培训基地培训教材。

由于现代失能失智老年人照护理念和技术发展迅速，岗位能力迁移较快，加上编者知识水平和能力有限，本教材不足之处在所难免，恳请广大读者指正，以便再版时更正、更新。

《失能失智老年人照护(1+X版)》

编委会

2024 年 2 月

目　录

模块一　知智

模块二　促智

模块一　知智

项目一　老龄化社会现状

项目聚焦　目前我国已经进入深度老龄化社会,根据国家老龄事业发展公报,截至2021年底,60周岁(含)以上老年人口已达26736万人,占总人口的18.9%。阿尔茨海默病及其他认知障碍类疾病与老龄化密切相关。认识人口老龄化及其相关概念,了解老龄化带来的影响和挑战,可为分析个案和社会问题提供依据。

1-1-1　课件

情景导入　2019年11月,中共中央、国务院印发《国家积极应对人口老龄化中长期规划》,强调积极应对人口老龄化,是贯彻以人民为中心的发展思想的内在要求,是实现经济高质量发展的必要保障,是维护国家安全和社会和谐稳定的重要举措。

1-1-2　微课

目标描述　通过本项目的学习,学生能说出人口老龄化的概念,能列举出人口老龄化常用指标;能应用人口老龄化相关知识分析个案和社会问题;培养学生积极的老龄化理念及乐于投身老龄事业的择业理念。

任务一　人口老龄化

【任务目标】

1.知识与技能目标:能说出人口老龄化、老龄化社会、健康老龄化等概念;能阐述人口老龄化所带来的影响。

2.过程与方法目标：在政策学习、概念讲解、小组讨论中综合理解人口老龄化。

3.情感态度与价值观目标：培养积极老龄化理念及乐于投身老龄事业的择业理念。

【任务分解】

人口老龄化是社会发展的重要趋势，是人类社会文明进步的体现，也是今后较长一段时期我国的基本国情。人口老龄化既充满挑战也有机遇。本任务共包括三部分内容，分别为人口老龄化及相关概念、常用人口老龄化指标、人口老龄化问题的解决策略。

【任务实施】

一、人口老龄化

人口老龄化简称人口老化，是指在人口年龄结构中，人口生育率降低和人均寿命延长导致的老年人在总人口中所占比例不断上升的动态过程。

（一）老年期

老年期为人生命过程中的一个阶段，这个时期人体各组织、器官发生退行性改变，心理状态也相应会发生改变，衰老现象逐渐凸显。目前，世界卫生组织（World Health Organization，WHO）和我国对老年期年龄划分有各自的标准（表1-1-1）。

表 1-1-1 老年期年龄的划分标准（对比）

组织	老年期年龄划分	老年期细分
世界卫生组织	发达国家：≥65 岁为老年人；发展中国家（亚太地区）：≥60 岁为老年人	60～74 岁为年轻老年人；75～89 岁为老老年人；90 岁及以上为长寿老年人
中华医学会老年医学分会	60 岁及以上为老年人	45～59 岁为老年前期（中老年人）；60～89 岁为老年期（老年人）；90 岁及以上为长寿期（长寿老年人）

（二）老龄化社会

发达国家和发展中国家由于不同的人口年龄结构，也有相应的老龄化社会标准。根据世界卫生组织对老龄化社会的划分，发达国家 65 岁及以上人口达到或超过总人口的 7%，发展中国家 60 岁及以上人口达到或超过总人口的 10%，该国家（或地区）即成为老龄化国家（或地区）。

二、常用人口老龄化指标

常用的人口老龄化指标包括老年人口系数、年龄中位数、老少比、平均期望寿命、

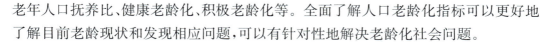

老年人口抚养比、健康老龄化、积极老龄化等。全面了解人口老龄化指标可以更好地了解目前老龄现状和发现相应问题,可以有针对性地解决老龄化社会问题。

(一)老年人口系数

老年人口系数(proportion of aged population)又称老年人口比例,即在某一国家或地区的总人口构成中,老年人口数占总人口数的比例,是反映人口老龄化最常用和直接的指标。该系数的计算公式为

$$老年人口系数=\frac{60\ 岁或\ 65\ 岁以上人口数}{总人口数}\times100\%$$

(二)年龄中位数

按照年龄的大小顺序排列的总人口构成一个连续数列,居于数列中间的年龄即为年龄中位数(median of age)。年龄中位数的数值越大,社会人口越趋向于老年人口类型。

(三)老少比

老少比(aged-child ratio)又称老龄化指数,是指老年人口数与少年儿童人口数的比例,计算公式为

$$老少比=\frac{60\ 岁或\ 65\ 岁以上人口数}{0\sim14\ 岁人口数}\times100\%$$

(四)平均期望寿命

平均期望寿命(average life expectancy)即某一国家或地区总人口的平均生存年限,简称平均寿命。

(五)老年人口抚养比

老年人口抚养比也称老年人口抚养系数,是指某一国家或地区的老年人口数与劳动年龄人口数之比,通常用百分比表示。从经济学角度,老年人口抚养比是反映人口老龄化社会后果的指标之一。

(六)健康老龄化

健康老龄化是 20 世纪 80 年代后期由于世界人口老龄化的发展而产生的一个新概念。它是指个人在步入老年后身心等各方面尽可能长久地保持良好的状态,健康地走完人生。我国最早提倡健康老龄化的是中国老年学学会原会长邬沧萍教授,他提出"要把健康的概念引申到社会、经济和文化等方面"。

健康老龄化的实施主要以"医养结合、健康养老"为理念,构建老年人日常生活照料服务和医疗服务体系,更好地提升老年群体的生活质量。医养结合模式应具备健康养老,老年保障体系整合,服务的连续性、动态性和经济性特征。

【知识窗】

《关于进一步推进医养结合发展的指导意见》

该指导意见于2022年7月18日颁布。指导意见主要从6个方面进行了阐述,分别为发展居家社区医养结合服务、推动机构深入开展医养结合服务、优化服务衔接、完善支持政策、多渠道引才育才、强化服务监管。在后续阶段,我们要完善多部门协同推进机制,动员社会力量广泛参与,以养老服务为基础,以医疗卫生服务为支撑,推动医养有机衔接,完善和落实各项政策措施。

（网址:http://www.gov.cn/zhengce/zhengceku/2022-07/22/content_5702161.htm）

(七)积极老龄化

积极老龄化是国家一项长期战略任务。积极老龄化既适用于个体又适用于人群,让人们认识到自己在一生中生理、社会以及精神方面的潜能,并按照自己的需求、愿望和能力去参与社会事务,而且当他们需要帮助时,能获得充分的保护、保障和照料。

老年人自身是应对人口老龄化的重要力量,避免存在将老年人完全视作需要被照顾、被服务的消极力量的观念,防止出现将老年人一概弱势化、边缘化、客体化的倾向,充分发掘、利用老年人力资源,使其成为自助助人的建设性力量。

【想一想】

如何更好地开展积极老龄化? 如成立银龄互助分会。

三、人口老龄化问题的解决策略

人口老龄化将是人类社会的常态,也是我国今后相当长时期的基本国情。人口老龄化在保健服务、家庭养老、社会经济负担、社会稳定、文化等方面都带来重大且深刻的影响。因此,应根据我国人口、经济发展和社会资源等实际情况,动员社会各方力量,充分借鉴国内外实践经验,探索出本土化的解决老龄化问题的策略。

(一)树立积极老龄化观念

党的十八大以来,党中央将积极应对人口老龄化提升为国家战略。我们应充分挖掘社会潜能,树立积极老龄观,引导老年人增强自立自强意识,避免产生人口老龄化的各种负效应。

(二)建立健全老龄相关法规体系

人口老龄化涉及人口、社会保障、医疗卫生保健等多个方面,需要制定相应的政策和法律规范。随着我国老龄事业的发展,国家制定出台了一系列老年相关的政策和法律法规,包括《关于加快推进养老服务业放管服改革的通知》、修订的《中华人民共和国老年人权益保障法》《民政部关于贯彻落实新修改的〈中华人民共和国老年人权益保障法〉的通知》《养老机构管理办法》《国务院办公厅关于建立健全养老服务综合监管制度促进养老服务高质量发展的意见》《中国老龄事业发展"十一五"计划纲要》《中华人民共和国民法典》《"十四五"国家老龄事业发展和养老体系建设规范》等。只有不断完善老年相关法律法规体系,才能促进我国老年人权益保障往更好、更全面的方向发展。要持续探索完善适合我国国情的养老保障体系,健全"以居家为基础、社区为依托、机构充分发展、医养有机结合的多层次养老服务体系"。

(三)探索完善养老保障体系

养老保障体系的完善是实现"老有所养"目标的根本保证。养老保障体系主要包括养老金体系、养老保险、养老服务三个方面。在养老金方面,我国应结合经济社会发展情况,适当增加养老补贴,加大对老年福利的投入。进一步完善国家、社会、集体、个人等多渠道共同承担机制,鼓励居家养老,积极推进社会养老,构建完善医养结合型养老机构,不断提高老年群体的生命质量和生活品质。

【任务拓展】

请同学们结合所学内容思考:解决我国人口老龄化问题的策略有哪些?

任务二 伦理与法律认知

【任务目标】

1. 知识与技能目标:能识别老年人权益保护问题,能在照护过程中不违反相关法律法规。

2. 过程与方法目标:在政策学习、概念讲解、小组讨论中综合理解养老政策及相关伦理原则。

1-1-3 课件

3. 情感态度与价值观目标:培养法律意识,遵守伦理准则。

1-1-4 微课

【任务分解】

法律法规政策、伦理原则的制定能更好地保护老年人权益,规范照护员行为,能更好地促进养老事业健康发展。本任务共包括三部分内容,分别为伦理学原则、老年照护常见伦理问题、老年相关法律法规文件。

【任务实施】

伦理是指在处理人与人、人与社会和人与自然之间相互关系时应遵循的道理和准则。伦理不仅包含处理人与人、人与社会和人与自然之间关系的行为规范，而且也深刻地蕴含着依照一定原则来规范行为的深刻道理。

医学伦理学作为现代医学的一个重要组成部分，也是伦理学的一个重要分支，是指运用一般伦理学原则解决医疗卫生实践与医学发展过程中的医学道德问题和医学道德现象的交叉学科。

一、伦理学原则

在日常生活中，为了更好地促进照护员与被照护者之间的关系，我们的照护行为应当遵循医学伦理中的四大基本原则，即尊重（自主）原则、不伤害原则、有利（行善）原则、公正原则。我们主张将被照护者的利益置于首位，强调关心照护员、尊重照护员、不伤害照护员的利益，不断提高照护员的技术与服务水平。

(一)尊重(自主)原则

在照护老年人的过程中，照护员要尊重老年人的自主性，让老年人有自我选择、自由行动或按照个人意愿管理和自我决策的权利和行为。在尊重自主性时要明确老年人有一定的自主能力，做出决定时的情绪是稳定的，是经过深思的，自主的决定不会危害自身、他人或社会。

(二)不伤害原则

不伤害原则是指在照护老年人的过程中不使老年人受到伤害，不仅仅指身体不受伤害，还包括不伤害其精神和经济财产。在照护老年人的过程中，照护员要避免或减少实际伤害，同时也应避免或降低伤害风险。

(三)有利(行善)原则

照护员的行为需对老年人有助益，解除老年人的疾苦，并且不给他人带来损害。

(四)公正原则

公正是指在照护过程中让老年人平等合理地享受卫生资源或享有公平分配的权利，享有参与卫生资源分配和使用的权利。在照护过程中要不偏私、不偏袒和公正地对待每一位老年人，坚持实事求是，为老年人提供最好的服务。

二、老年照护常见伦理问题

随着老龄化的发展，老年照护员的职业素养存在参差不齐的现象，还远远无法满足老年人的需求，在照护过程中经常会出现一些伦理问题。

1. 缺乏人文关怀，对老年人缺乏耐心和爱心。
2. 忽视老年人的心理健康，存在仅完成操作的机械式照护，不主动与老年人进行沟通交流,未及时发现老年人孤独、寂寞等不良情绪。

3.存在漠视和不尊重老年人的现象,这不仅会给老年人的身体带来创伤,也会给其心理造成不可治愈的创伤。特别是针对失能失智老年人,由于有些照护员无法与老年人进行良好的沟通交流,致使老年人无法配合,甚至出现殴打老年人等情况。

针对上述问题,我们应该提高照护员的法律及伦理意识,制定防范策略。

三、老年相关法律法规文件

(一)《中华人民共和国老年人权益保障法》

《中华人民共和国老年人权益保障法》于 1996 年 8 月 29 日经第八届全国人民代表大会常务委员会第二十一次会议通过,历经 2012 年修订,2009 年、2015 年、2018 年三次修正。本法以法律形式确定了对老年人权益的保护,在保障老年人合法权益、发展老年事业方面发挥了积极作用。

本法共九章八十五条,包括总则、家庭赡养与扶养、社会保障、社会服务、社会优待、宜居环境、参与社会发展、法律责任和附则。照护员应熟知《中华人民共和国老年人权益保障法》的条款,依法履行岗位职责,为实现"老有所养、老有所医、老有所为、老有所学、老有所乐"而不断努力。

(二)《中华人民共和国民法典》

《中华人民共和国民法典》于 2020 年 5 月 28 日起实施,是为保护民事主体的合法权益,调整民事关系,维护社会和经济秩序,适应中国特色社会主义发展要求,弘扬社会主义核心价值观,根据宪法而制定的法律。

在照护老年人的过程中,我们应对老年人的身心健康问题,随时可能涉及老年人及其亲属的民事权益,其中民事权益包括享有生命权、身体权、健康权、姓名权、肖像权、名誉权、荣誉权、隐私权、婚姻自主权、监护权、所有权、用益物权、担保物权、著作权、专利权、商标专用权、发现权、股权、继承权等人身、财产权益。因此,在照护过程中一定要心中有法,才能更好地为老年人提供服务。

(三)《"十四五"国家老龄事业发展和养老体系建设规范》

《"十四五"国家老龄事业发展和养老体系建设规范》的制定是为了更好地实施积极应对人口老龄化的国家战略,推动老龄事业和产业协同发展,构建和完善兜底性、普惠型、多样化的养老服务体系,不断满足老年人日益增长的多层次、高品质健康养老需求。该规范是根据《中华人民共和国老年人权益保障法》《中华人民共和国国民经济和社会发展第十四个五年规划和 2035 年远景目标纲要》和《国家积极应对人口老龄化中长期规划》而制定的。该规范指出,我国老龄事业的发展目标是养老服务供给不断扩大、老年健康支撑体系更加健全、养老服务多业态创新融合发展、要素保障能力持续增强、社会环境更加适老宜居。

为更好地实现目标,该规范也指出,应从以下几个方面展开工作:进一步健全社会保障制度,强化公办养老机构兜底保障作用;建设普惠养老服务网络,支持普惠养老服务发展;强化居家社区养老服务能力;完善老年健康支撑体系;大力发展银发经济;践行积极老龄观;营造老年友好型社会环境;强化财政资金和金融保障。

【任务拓展】

请大家思考:老年人权益保障中可能存在哪些问题,你会如何处理呢?

【项目总结】

通过对人口老龄化概念、常用人口老龄化指标及人口老龄化问题解决策略的学习,让照护员对人口老龄化有一定的认识,并从伦理学原则、老年照护常见伦理问题、老年相关法律法规文件出发,使照护员的照护工作更加规范(图1-1-1)。

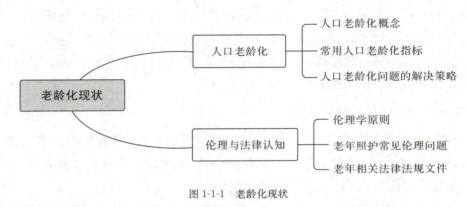

图1-1-1　老龄化现状

【同步训练】

一、选择题

1. 下列哪项不属于老化的特征　　　　　　　　　　　　　　　　　　　　（　　）

A. 渐进性　　　B. 普遍性　　　C. 累积性　　　D. 规律性　　　E. 危害性

2. 老化过程是机体的结构和功能衰退的过程,使机体功能下降乃至丧失,往往对生存不利,反映了老化的　　　　　　　　　　　　　　　　　　　　（　　）

A. 渐进性　　　B. 内生性　　　C. 累积性　　　D. 普遍性　　　E. 危害性

3. 下列关于人口老龄化趋势的说法,不正确的是　　　　　　　　　　　　（　　）

A. 人口老龄化是人口年龄结构的老龄化

B. 发达国家60岁及以上人口占总人口的10%以上为老龄化社会

C. 老年人口重心从发达国家向发展中国家转移

D. 高龄老年人增长速度快

E. 老年妇女是老年人口中的多数

4. 世界卫生组织对发达国家老年人的年龄划分标准是   （   ）

A. >55 岁   B. ≥60 岁   C. ≥65 岁   D. ≥70 岁   E. ≥75 岁

5. 下列哪项是反映人口老龄化的主要指标   （   ）

A. 老年人口系数   B. 老龄化指数   C. 平均期望寿命

D. 长寿水平   E. 老年人口负担系数

6. 世界卫生组织关于年龄的划分,不正确的是   （   ）

A. 35 岁以下为青年人   B. 45～59 岁为中年人   C. 60～74 岁为年轻老年人

D. 75～89 岁为老老年人 E. 90 岁以上为长寿老年人

7. 发达国家达到老龄化社会时,其中老年人口占总人口的比例在   （   ）

A. 6％   B. 7％   C. 8％   D. 9％   E. 10％

8. 下列哪项不属于伦理学原则   （   ）

A. 尊重(自主)原则   B. 危害原则   C. 公正原则

D. 有利(行善)原则   E. 利他原则

二、案例分析题

张奶奶,78 岁,3 年前因患阿尔茨海默病入住养老中心。张奶奶存在记忆力减退、定向力障碍等表现。请问:照护员在照护过程中应如何更好地对老年人进行照护? 照护过程中应遵循哪些伦理学原则?

【1＋X 考证要点】

1. 1＋X 证书制度、国家资历框架

2. 失智老年人照护员职业来源、职业道德

3. 失智老年人照护员基本能力和素质要求

4. 伦理学原则及照护中的常见伦理问题

5. 老年相关法律法规文件

【参考答案】

选择题 1～5. EEECA 6～8. ABB

(徐难)

项目二　失智症基本认知

　　项目聚焦　2021年《中国阿尔茨海默病患者诊疗现状调研报告》发布：我国60岁及以上人群中有1507万失智症患者。随着失智症老人的增多，知晓失智症基本内容及有针对性地给予照护显得尤为重要。

1-2-1　课件

　　情景导入　童奶奶，75岁，近5天她对刚刚发生的事情反复地问，不记得早餐吃了什么，不记得钥匙放在哪里，但是能记得很多以前发生的事情。半年来童奶奶开始出现记忆力明显下降，记不清时间与地点，已走失3次，行为变得很怪异，夜间反复起夜上厕所，脾气也变得很暴躁，简直像变了个人。女儿意识到不对劲，带她到老年精神科门诊就诊，拟以阿尔茨海默病收住入院。

1-2-2　微课

　　目标描述　通过本项目的学习，学生能知晓失智症的概念、发展现状以及照护实施建议，能说出失智症护理的总体目标，能为失智症患者提供有效的护理，树立"老吾老以及人之老"的理念。

任务一　失智症概述

【任务目标】

1. 知识与技能目标：能说出失智症的概念、发展现状与照护实施建议。
2. 过程与方法目标：通过查阅相关文献与指南，知晓失智症患者护理的总体目标。
3. 情感态度与价值观目标：树立"老吾老以及人之老"的理念。

【任务分解】

　　随着中国社会老龄化的不断加剧，失智症患病率逐渐增高，给国家、社会和家庭带来了沉重的负担。照护员有必要了解失智症的概念、发展现状，更好地为失智症老年人及其家属提供优质的照护服务，以便有效地预防失智症的发生或延缓失智症的发展。

【任务实施】

一、失智症的概念

失智症,又称老年期痴呆,是一种发生于老年前期及老年期的神经系统退行性疾病。患者主要表现为认知障碍、记忆力减退和精神行为异常等症状。

二、失智症的发展现状和照护实施建议

(一)发展现状

《中国老年期痴呆防治指南(2021版)》指出:痴呆的发病率随着年龄的增加而增加,年龄每增加6.3岁,发病率约增加1倍,女性发病率高于男性,受教育水平较低人群的发病率高于受教育水平较高人群。

目前,有关失智症的流行病学研究主要集中在阿尔茨海默病(Alzheimer's disease,AD)。AD占失智症病因的50%~70%。此外,血管性痴呆(vascular dementia,VD)是发病率排第二的失智症类型,约占全部失智症病例的15%。

2019年,全球用于失智症治疗的总费用约为1万亿美元,到2030年预计将达到2万亿美元,可见失智症给国家、社会和患者带来了沉重的负担,已引起全社会的高度重视。

(二)照护实施建议

1. 失智症照护的总体目标:早预防、早识别、早诊断、早治疗。

我国针对阿尔茨海默病出台了相应的文件,见表1-2-1。

表1-2-1　中国阿尔茨海默病调研报告及防治指南概要

时间	文件	内容
2021年	《中国阿尔茨海默病患者诊疗现状调研报告》	规范推广老年综合评估技术的临床应用
2021年	《中国老年期痴呆防治指南(2021版)》	该办法的评估结果将作为申请失能老年人护理补贴、居家养老助残服务项目或补贴等的依据

2.《健康中国行动(2019—2030年)》将"65岁以上人群老年痴呆患病率增速下降"作为促进健康老龄化的重要工作内容之一。此外,《中国老年期痴呆防治指南(2021版)》也强调突出"预防""早期干预""居家管理与康复"三大特色,强调全病程管理的理念。

【想一想】

围绕以上内容,请思考:失智症患者的照护总体目标是什么?

【任务拓展】

请同学们围绕案例，完成下列任务：

假如你是童奶奶的女儿，你会如何解决童奶奶女儿现在的困境，如何权衡母亲与工作？你会提供哪些照护方案？

任务二　失智症内容

【任务目标】

1. 知识与技能目标：失智症的常见类型、分期、临床表现、ABC 症状、临床评估流程、核心诊断标准等。

2. 过程与方法目标：通过沉浸式教育，激发学生的潜能，运用头脑风暴法，分小组进行角色扮演，切身体验失智症；模拟失智症患者各期表现，使学生能更准确地鉴别轻、中、重度失智症。

3. 情感态度与价值观目标：培养具有开拓创新精神，树立"老吾老以及人之老"的理念，培养责任心、耐心、爱心，体现人文关怀。

【任务分解】

本任务主要包含六部分内容，分别为失智症常见类型、阿尔茨海默病、血管性痴呆、其他类型痴呆、失智症临床评估流程和失智症核心诊断标准。

【任务实施】

一、失智症常见类型

失智症包括阿尔茨海默病（AD）、血管性痴呆（VD）、混合型痴呆（mixed dementia，MD）以及其他类型的痴呆，如额颞叶痴呆、路易体痴呆、帕金森病所致的痴呆、癫痫所致的痴呆、颅脑损伤所致的痴呆、中枢神经系统感染与免疫系统相关的痴呆。

（一）阿尔茨海默病

阿尔茨海默病是一种起病隐匿、进行性发展的神经退行性病变，主要表现为认知障碍、记忆力减退和精神行为异常等症状。一般将 65 岁以前发病称为早发型，65 岁以后发病称为晚发型。遗传因素在阿尔茨海默病发病过程中起到一定的作用，与阿尔茨海默病相关的基因有四种：*APP* 基因、*PSEN1* 基因、*PSEN2* 基因、*APOE4* 基因。

1.阿尔茨海默病的 ABC 症状、表现及评估量表

阿尔茨海默病的症状可以分为日常生活能力减退、精神行为症状及认知功能减退三个方面，详见表 1-2-2。

表 1-2-2 阿尔茨海默病的 ABC 症状、表现及评估量表

症状	表现	评估量表
A 日常生活能力减退	主要表现为患者日常生活自理能力和工具性生活能力下降。如平时进食、穿衣服、脱衣服、做家务、打电话、处理自己的钱财等，随着疾病的加重，疾病晚期生活完全需他人照料	日常生活活动能力量表
B 精神行为症状	即使在疾病早期，患者也会出现精神和行为的改变，如精神方面主要表现为淡漠、抑郁、焦虑、被窃妄想、嫉妒妄想等；行为方面主要表现为冲动、收藏垃圾、夜间漫游、白天睡觉晚上起床活动、反复上厕所或做一些让人匪夷所思的事情	神经精神科问卷
C 认知功能减退	以遗忘最早出现，主要表现为近记忆减退，随后累及所有的认知领域，如学习记忆能力、视空间功能、语言理解和表达、执行功能、复杂注意、社会认知等六大认知领域的症状	认知障碍自评量表

2.阿尔茨海默病的分期及表现

阿尔茨海默病可以分为早期、中期和晚期，各期表现详见表 1-2-3。

表 1-2-3 阿尔茨海默病的分期及表现

分期	表现
早期 （轻度，遗忘期）	记忆减退、难以胜任日常家务、语言问题、判断力变差、理解力或合理安排事务的能力下降、情绪不稳定、人格改变等
中期 （中度，混乱期）	完全不能学习和回忆新信息，远事记忆力受损但未完全丧失；注意力不集中，定向力进一步丧失，常去向不明或迷路，并出现失语、失认、失用、失计算；日常生活能力下降，日常生活中基本活动困难；人格进一步改变，如兴趣更加狭窄、对人冷漠、言语粗俗、无故打骂人、缺乏羞耻感和伦理感、类似孩童、随地大小便等；行为紊乱、精神恍惚、无目的翻箱倒柜、爱藏废物（视作珍宝）、无目的徘徊、出现攻击行为；也有患者动作日渐减少、呆若木鸡。本期是阿尔茨海默病护理管理中最困难的
晚期 （重度）	日常生活完全依赖他人，大小便失禁，智能趋于丧失，无自主运动，缄默不语，成为植物人状态，常因吸入性肺炎、压力性损伤、泌尿系统感染等并发症而死亡

（二）血管性痴呆

血管性痴呆是指由各种脑血管病变引起脑循环障碍,引发脑功能降低所致的失智。血管性痴呆与阿尔茨海默病有各自的特点,见表1-2-4。

表 1-2-4　阿尔茨海默病与血管性痴呆的辨别

分类	阿尔茨海默病	血管性痴呆
起病	隐匿	迅速
病程	持续性进展	阶梯式进展
认知功能	全面障碍	自知力部分存在
人格	改变	无改变
神经系统体征	部分患者出现神经系统体征,且出现在后期	早期就出现局灶性脑损伤

（三）其他类型痴呆

其他类型痴呆如图1-2-1所示。

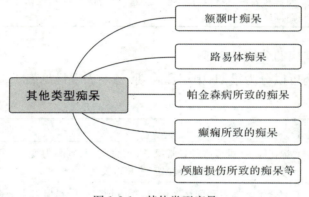

图 1-2-1　其他类型痴呆

二、失智症临床评估流程

《中国老年期痴呆防治指南（2021版）》指出:组建失智症治疗团队尤为重要,团队成员可包含医生、康复师、患者本人、护理员、照护员或家属等。团队成员通过综合评估,制定全面且个性化的治疗和护理方案,是目前改善、维持或延缓失智症患者认知功能,控制失智症患者精神行为症状,减少失智症给患者和照护员带来负担和伤害,提高患者生活质量的最有效措施。阿尔茨海默病的临床评估流程详见图1-2-2。

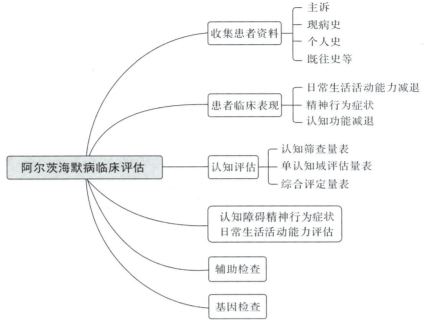

图 1-2-2　阿尔茨海默病临床评估流程

三、失智症诊断标准

1. 核心标准

(1)出现早期和显著的情景记忆障碍。

(2)超过 6 个月的缓慢进行性记忆减退。

(3)测试发现有严重的情景记忆损害的客观证据。

(4)回忆受损,通过暗示或再认测试不能显著改善。

(5)发病或进展,情景记忆损害和其他认知功能改变,独立或相关。

2. 支持性特征:颞中回萎缩;异常的脑脊液生物学标志物;正电子发射计算机断层扫描(PET)特异性成像;直系亲属有明确的与阿尔茨海默病相关的染色体显性突变。

3. 核心标准加上一个或多个支持性特征可进行诊断。

【知识窗】

临床痴呆评估量表

临床痴呆评估量表(clinical dementia rating scale,CDR)在痴呆临床研究中常用于认知障碍严重程度分级。通过访谈患者和知情者,综合评估患者的认知功能,包括记忆、定向、判断和解决问题、社会事务、家庭和爱好、个人料理能力等 6 个方面。

CDR 总分（CDR global score，CDR-GS）的五级判断方法如下：CDR＝0，表示正常；CDR＝0.5，表示可疑痴呆；CDR＝1，表示轻度痴呆；CDR＝2，表示中度痴呆；CDR＝3，表示重度痴呆。除此之外，CDR 各项之和（CDR sum of boxes，CDR-SB）也很常用，其计分方法为：正常，CDR-SB＝0 分；可疑认知受损，CDR-SB 为 0.5～4.0 分；轻度痴呆，CDR-SB 为 4.5～9.0 分；中度痴呆，CDR-SB 为 9.5～15.5 分；重度痴呆，CDR-SB 为 16.0～18.0 分。

【任务拓展】

请同学们分小组进行角色扮演，模拟失智症患者各期表现，并鉴别轻、中、重度失智症。

任务三　失智症的预防及照护要点

【任务目标】

1.知识与技能目标：能叙述失智症患者的三级预防体系；能列举药物治疗、非药物治疗、安全防护措施等。

2.过程与方法目标：通过沉浸式教育、头脑风暴法，分小组进行角色扮演，综合理解失智症患者各期的表现，能针对各期表现说出失智症患者的护理措施。

3.情感态度与价值观目标：培养学生仁爱管理的理念，体现人文关怀。

【任务分解】

未病先治，防患于未然。本任务主要介绍失智症的预防及照护要点，让学生能更好地了解失智症三级预防、照护过程中需要注意的事项。

【任务实施】

一、失智症的预防

目前尚未发现有药物可以治愈失智症，只能延缓或抑制失智症的进展，减轻照护员的负担。

1.三级预防

早期预防可分为一级、二级、三级预防。通过早期预防、早期筛查，及早检出并进行有针对性的干预，能有效缓解疾病的进展和（或）降低失智症的发生风险（见表 1-2-5）。

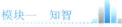

表 1-2-5　失智症三级预防

等级	内　容
一级预防	进行合适的身体锻炼,提供戒烟干预措施,推荐健康、均衡的饮食;提供促进减少或停止有害饮酒的干预措施;提供中年超重和(或)肥胖的干预措施;提供认知训练,参加智力、体力和社交活动;给予基础治疗(抗高血压治疗、糖尿病管理、血脂异常管理、治疗抑郁障碍、听力筛查和佩戴助听器)
二级预防	对失智症患者进行早期筛查,以便早诊断、早治疗、早干预
三级预防	对失智症患者进行规范的临床管理和生活照料,使失智症患者得到规范的治疗和良好的照料,从而提高患者的生活质量

2.其他方法

(1)加大防治专业队伍建设,大力开展科普宣传活动,通过世界阿尔茨海默病月、重阳节、世界精神卫生日等节日进行科普宣教,普及有关失智症的预防知识、认知障碍的表现及护理措施等。

(2)全社会参与防治失智症工作,重视失智症早期症状,鼓励出现记忆减退的老人及早就医,纠正"老糊涂"的错误观念,从而获得及时诊治的机会。

二、失智症的照护要点

1.药物治疗

常用的失智症治疗药物主要包括胆碱酯酶抑制剂和 N-甲基-D-天冬氨酸(NMDA)受体拮抗剂(见表 1-2-6)。

表 1-2-6　常用失智症治疗药物

分类	药名及使用说明
胆碱酯酶抑制剂	多奈哌齐、卡巴拉汀、加兰他敏
NMDA 受体拮抗剂	美金刚:对于轻中度失智症,可改善认知功能、日常生活能力和精神行为症状,且在改善语言和记忆方面的认知较为明显;对于中重度失智症,无论是否联合使用胆碱酯酶抑制剂,均有非常明显的改善认知的效果
药物联合使用	一般用于治疗重度失智症。美国食品药品管理局(FDA)批准:多奈哌齐联合美金刚用于治疗失智症患者的认知障碍精神行为症状(behavioral and psychological symptoms of dementia,BPSD)以及整体功能,但多奈哌齐、美金刚均会诱发癫痫,故需要特别注意

(1)甘露特纳:2019 年国家药品监督管理局批准上市的一种新研发的药物,可用于治疗轻度至中度失智症。

(2)其他药物:石杉碱甲、银杏叶、维生素 E、司来吉兰、雌激素、抗炎药物、他汀类药物、中药及复方海蛇胶囊、膳食补充剂等。

2.非药物治疗

当前,非药物治疗比药物治疗更有利于减少老年人失智症状的发生频率,同时给予有效的护理支持,对改善失智老年人病情,提高认知功能有积极作用。

（1）运动疗法：经络拍打保健操、健脑益智的手指操、八段锦、太极拳等。

（2）认知训练：通过语言、图像、声音、动作等信息刺激,编写日常生活活动表、作息计划、挂放日历等方法帮助记忆,也可以将经常忘记的事情设置提醒标志;进行拼图游戏,可以对图片、实物、单词、卡片等进行归纳和分类;进行由简单到难的数字概念训练和计算能力训练等。

（3）物理治疗：重复经颅磁刺激、经颅直流电刺激、深部脑刺激等。

（4）中医适宜技术：可改善失智症患者相关症状,如中药足浴可改善失智症患者睡眠障碍、穴位贴敷治疗可改善失智症患者便秘。

（5）蒙台梭利教育法：是一种新兴的非药物干预方法。20世纪90年代末美国医学家将蒙台梭利教育法引入失智症治疗领域,通过对语言、感官或相关智力活动进行反复练习强化,可以提高患者的信心和积极性,并可以锻炼患者的思维能力和动手能力,重塑自尊心。

（6）玩偶疗法：适用于中晚期痴呆,对激越、暴躁行为的老人尤其适用,通过与玩偶交谈、拥抱玩偶、喂养玩偶、给玩偶穿衣服,让老人有了精神寄托。

（7）怀旧疗法（回忆疗法）：通过对以往事件、情感、想法的回顾,帮助老人增加幸福感,提高生活质量。可用音频、视频、照片等制作老人的家庭相册。

3. 提供安全护理措施

提供较为固定的生活环境,佩戴写有联系人姓名和联系电话的"黄手环",提供有效预防跌倒、烫伤、烧伤、误服、出走、暴力或消极行为等意外的护理措施,以及正确处理患者激越情绪的方法,可有效预防和减少失智症相关意外事件的发生,提高失智症照护质量,减轻照料负担。

4. 协助照护员,给予支持服务

（1）对照护员进行照料、护理、治疗、康复等方面的指导和培训。

（2）开展家庭教育,传授疾病相关知识及应对异常行为的技巧、沟通技能。

（3）为照护员提供心理干预,包括个体治疗、家庭治疗、团体治疗等;建立交流平台,如照护员联谊会;提供喘息服务,如成人日间照护中心、职业照护员,周末入住辅助机构、社区卫生服务机构、家政服务机构等。

【任务拓展】

请同学们围绕案例绘制针对该患者的护理措施的思维导图。

【项目总结】

制定全面且个性化的治疗和护理方案是目前改善、维持或延缓失智症患者认知功能,控制失智症患者的精神行为症状,降低失智症给患者和照护员带来的负担和伤害,提高患者生活质量最有效的方案。

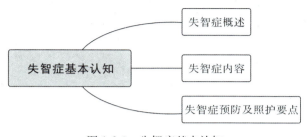

图 1-2-3　失智症基本认知

【同步训练】

一、选择题

1. 失智症是指　　　　　　　　　　　　　　　　　　　　　　　　　（　　）

A. 严重的、间断性的认知障碍　　B. 严重的、间断性的智能障碍

C. 较严重的、持续的认知障碍　　D. 较严重的、持续的人格障碍

E. 较轻的、间断的人格障碍

2. 以下哪一种是血管性痴呆(VD)与阿尔茨海默病(AD)之间的差异　　（　　）

A. VD 的人格常有改变　　　　　B. AD 有脑损伤障碍

C. AD 进展不可逆　　　　　　　D. AD 起病迅速

E. VD 的人格没有改变

3. 阿尔茨海默病患者以(　　)为首发症状　　　　　　　　　　　　（　　）

A. 躁动　　　　　　　B. 记忆力减退　　　　　C. 精神不集中

D. 近记忆减退　　　　E. 以上都是

4. 评估员对老年人进行能力评估,出具《评估结果告知书》。综合评估至少由

(　　)名评估员进行　　　　　　　　　　　　　　　　　　　　　（　　）

A. 1　　　　　B. 2　　　　　C. 3　　　　　D. 4　　　　　E. 5

5. 阿尔茨海默病是失智症的　　　　　　　　　　　　　　　　　　　（　　）

A. 一般原因　　B. 重要原因　　C. 次要原因　　D. 全部原因　　E. 无关原因

6. 与失智症患者沟通的原则主要有　　　　　　　　　　　　　　　　（　　）

A. 倾听　　　　　　　　B. 充分尊重对方　　　　　C. 利用非语言姿势

D. 引导　　　　　　　　E. 以上都是

二、案例分析题

赵太太,78 岁,近 5 天她的记忆力忽然明显下降了,刚刚发生的事情反复地问,不记得早餐吃了什么,不记得钥匙放在哪里,不记得老伴叮嘱需要买的菜,但是能记得

很多以前发生的事情。半年前她的记忆力开始明显下降,记不清时间与地点,已走失 3 次,行为变得很怪异,夜间反复起夜上厕所,脾气也变得很暴躁,连平时最喜欢的散步也不愿意去了,简直像变了个人似的。女儿意识到不对劲,带她到老年精神科门诊就诊,拟以阿尔茨海默病收住入院。

(1)该患者住院期间,你作为照护员应该如何护理?

(2)患者在家中,你作为该患者的照护员应如何防止其走失?

【1＋X 考证要点】

1.失智症的概念

2.失智症的分型

3.阿尔茨海默病的概念

3.阿尔茨海默病的主要症状

4.失智症的诊断标准

5.失智症不同时期的照护

【参考答案】

选择题　1～5.CDBCB　6.E

（徐玲燕、史路平）

项目三　老年综合评估

　　项目聚焦　失智症是一种发生于老年前期及老年期的神经系统退行性疾病。患者临床表现为记忆衰退、生活自理能力丧失、认知功能退化等,严重影响着老年人的生活质量。老年综合评估是现代老年医学的核心技术,是筛查老年综合征的有效手段,其从患者的整体医疗、躯体功能、认知功能、社会或环境因素等多个方面对老年人的健康功能水平进行评价,发现老年患者的健康问题,预测相关治疗的不良反应,从而为老年人制定个性化的照护方案,提高老年患者的生活质量。

1-3-1　课件

1-3-2　微课

　　情景导入　刘爷爷,83 岁,患高血压 20 余年,血压最高曾到达 200/100mmHg,常年服药。脑栓塞 15 年,目前左下肢肌力障碍,行走缓慢,左上肢动作迟缓,左肘、腕、手指关节稍有屈曲畸形,但能进行轻微伸屈活动,右侧肢体活动良好。半年前出现记忆力下降明显,记不清时间与地点,已走失 2 次。因认知障碍加重需入住养老院。现在只记得自己的照护员,女儿来看望时他已不认识。

　　目标描述　通过本项目的学习,能说出综合评估、日常生活活动能力、多重用药、虐待老年人的概念;能客观评估老人躯体功能、精神心理、社会功能、多重用药等情况,对失智症老人展开有针对性的照护和指导。通过流程化评估操作,提高症状识别及处理的能力。培养责任心,关心关爱老年人。

任务一　老年综合评估概述

【任务目标】

　　1.知识与技能目标:能说出老年综合评估的概念;能描述老年综合评估发展现状;能阐述老年综合评估的意义。

　　2.过程与方法目标:在政策学习、小组讨论中大致了解老年综合评估。

　　3.情感态度与价值观目标:培养评判性思维。

【任务分解】

评估是对老年人提供相应照护服务的基础。通过评估，可以更好地了解老年人目前的身体、心理、家庭、社会等功能，以便更好地为老年人提供有针对性的照护，缓解照护员的压力，更好地促进老年生活质量的提高。本任务从老年综合评估概念、适用范围、发展现状及实施等方面展开。

【任务实施】

一、老年综合评估的概念

《中国老年综合评估技术应用专家共识》指出：老年综合评估（comprehensive geriatric assessment，CGA）是指采用多学科方法评估老年人的躯体情况、功能状态、心理健康和社会环境状况等，并据此制订以维持及改善老年人健康和功能状态为目的的治疗计划，最大限度地提高老年人的生活质量。

老年综合评估适用于 60 岁以上、已出现生活或活动功能不全（尤其是最近恶化者）、已伴有老年综合征、老年共病、多重用药、合并精神方面问题、合并社会支持问题（独居、缺乏社会支持、疏于照顾）以及多次住院者。对于合并严重疾病（如疾病终末期、重症等）、严重痴呆、完全失能的老年人以及健康老年人可酌情开展部分评估工作。

二、老年综合评估的发展现状和实施

（一）发展现状

20 世纪 80—90 年代，老年综合评估发展成为老年医学的核心技术之一。表 1-3-1 是关于老年综合评估的文件及内容。

表 1-3-1　发展现状

文　件	内　容
2011 年起浙江省浙江医院	研发智慧老年综合评估软件
2013 年 8 月《老年人能力评估标准》（MZ/TO 39—2013）	该标准指出老年人能力评估内容包括日常生活活动、精神状态、感知觉与沟通、社会参与四个方面
2017 年 5 月《中国老年综合评估技术应用专家共识》	规范推广老年综合评估技术的临床应用
2019 年《北京市老年人综合评估实施办法（试行）》	该办法的评估结果将作为申请失能老年人护理补贴、居家养老助残服务项目或补贴等的依据

【知识窗】

欧洲老年综合评估量表

欧洲老年综合评估量表(EASY-Care Standard)的现行版本为 2010 版。该量表共包括三个部分,分别为老年人独立性评分、护理中断紧急入院风险及预测跌倒风险。三个部分涵盖了七个领域的问题,分别为:①视听力及沟通能力;②自我照顾;③行动能力;④个人安全;⑤住所和财务;⑥保持健康;⑦心理健康与幸福感。通过量表的评估,可以确定下一步的护理措施。

(二)实施建议

《中国老年综合评估技术应用专家共识》建议,老年综合评估需要根据患者诊疗地点及评估目的的不同,选用相应的评估工具。

1. 评估人员:以具备老年综合评估资质的专职人员或老年科医师、营养师、精神卫生科医师、护师、康复师,以及相关专科医师等组成的多学科团队为支撑,以老年综合评估工具为手段,不定期地对老年患者的疾病、功能状态进行全面评定。

2. 评估时机:评估应该在患者入院后、住院诊疗过程中、出院随访工作中常规开展。社区服务中心也应该常规开展老年综合评估初筛工作,中长期照护机构和居家养老的老年人可将其作为医养护一体化管理模式中重要的组成部分。

3. 评估要点:针对综合医院门诊或社区服务中心,考虑到需要快速获得老年综合评估的初筛结果,可采用简化版的评估量表或简单问卷,如询问患者快步走、穿衣、购物、洗澡、干家务活有无障碍,初步判定是否存在生活活动能力障碍,询问体重是否减轻,通过计算体重指数(body mass index,BMI)初步判断营养问题;嘱患者记住 3 个单词,1min 后再次询问,初步判断认知问题等。

三、老年综合评估的临床意义

国内老年综合评估相关研究起步较晚,然而越来越多的学者开始关注老年综合评估相关研究,研究方向也更精细化。相关研究显示,老年综合评估可以预测危险因素。近些年来,老年综合评估在老年肿瘤患者、老年人多病共存的慢性病管理中也起到重要作用,能降低老年人院外跌倒发生率、老年人再住院风险和节省医疗成本,总体提高老年人生活质量。

(一)多维度全面评估,提高诊断准确率

老年综合评估(CGA)从多维度对老年人进行全面评估,将"以疾病为中心"的评估转变为"以患者为中心"的综合评估,强调注重功能状态、心理健康、社会环境等信息收集,能及早发现多种潜在问题,提高诊断准确率。

（二）改善功能状态，提高生活质量

老年综合评估（CGA）有助于全面详细地了解老年人的功能现状，尤其是老年综合征的早期筛查，可尽早识别并有效避免压力性损伤、跌倒等护理风险，以预防功能障碍的发生；对于已存在功能障碍的老年患者，进一步制订更全面、合理的康复和护理计划，使功能尽量保留或得到一定程度的改善也显得至关重要。

（三）促进分级诊疗，建设新型老年医疗服务体系

通过老年综合评估（CGA）可以针对患者不同的疾病状态进行分级诊疗，实现"小病在基层、大病到医院、康复回基层"的就医格局，建立老年人预防保健、慢病防控、急危重症救治、亚急性和急性后期照护、失能老年人长期照护和生命末期患者临终关怀的连续性老年医学照护模式，构建新型且高效的老年医疗服务体系。

【想一想】

围绕情景导入，请与小组同学讨论：患者哪些方面最需要进行评估？

【任务拓展】

请同学们围绕案例绘制该患者需要评估内容的思维导图，并思考在评估过程中需要运用的沟通技巧和方式。

任务二　老年综合评估内容

【任务目标】

1.知识与技能目标：能说出综合评估、日常生活活动能力、多重用药的概念；能使用常见的评估量表并判断结果；能独立完成老年人综合评估，合理安排评估的内容；能对失智症老人展开准确的、有针对性的照护和指导。

2.过程与方法目标：通过案例分析、情景模拟过程，采用分组练习的方法，让学生逐步学会评估并制订评估计划。

3.情感态度与价值观目标：体会慎独精神的重要性，培养责任心、耐心、爱心，体现人文关怀。

【任务分解】

老年综合评估内容包括躯体功能状态评估、精神心理状态评估、家庭和社会功能评估、多重用药评估、并发症风险评估等。

【任务实施】

依据中华人民共和国国家标准《老年人能力评估规范》(GB/T 42195—2022),老年人能力评估应为动态评估,在接受养老服务前进行初始评估,在接受养老服务后,若无特殊变化,至少每12个月评估1次,出现特殊情况导致能力发生变化时,应进行即时评估。

在评估时,评估员主要采用观察法、交谈法、量表评估法、知情者报告法、访谈法等对老年人展开评估。

一、躯体功能状态评估

老年人躯体功能状态评估主要包括日常生活活动能力评估、跌倒风险评估、平衡与步态评估、吞咽功能评估等。躯体功能状态评估项目及量表详见表1-3-2。

表1-3-2 躯体功能状态评估项目及量表

评估项目	评估量表
日常生活活动能力评估	(1)日常生活活动能力量表(Barthel index,BI)*:穿衣、进食、修饰、洗澡、如厕和大小便控制、上下楼梯、床椅转移、平地行走 (2)改良巴氏指数评定量表 (3)工具性日常生活活动(Instrumental Activity of Daily Living,IADL)量表:使用电话的能力、上街购物、食物烹饪、家务维持、洗衣服、外出活动、服用药物、处理财务能力 (4)功能独立性量表(Functional Independence Measure,FIM)
跌倒风险评估	莫氏(Morse)老年人跌倒风险评估量表
平衡与步态评估	(1)计时起立行走测试法(Timed Up And Go Test,TUGT) (2)Tinetti 平衡与步态量表(Tinetti Performance Oriented Mobility Assessment,Tinetti POMA)
吞咽功能评估	(1)反复吞咽试验 (2)洼田饮水试验* (3)简易吞咽激发试验 (4)咳嗽反射试验

*详见后文具体操作。

(一)日常生活活动能力评估

日常生活活动能力包括穿衣、进食、修饰、洗澡、如厕和大小便控制、上下楼梯、床椅转移、平地行走。老年人日常生活活动能力评估流程详见表1-3-3。

1-3-3 日常生活活动能力评估

表 1-3-3　老年人日常生活活动能力评估流程

流程	操作要点
评估、解释	核对床号、姓名,向老年人及其家属解释操作目的、过程及配合事项
准备	(1)评估环境:安静、光线明亮、空气清新、温度适宜。配有诊桌、椅子、台阶等供评估使用 (2)自身准备:着装整齐、洗手、戴口罩 (3)老年人准备:合适体位、情绪良好 (4)用物准备:评估量表、笔、水杯等
量表评估	(爷爷/奶奶),您好,现在我将开始评估,为您的后续照护提供依据,您可以配合我吗? (1)进食:用适宜的餐具将食物由容器送到口中,包括用筷子或勺子夹取食物、对碗(碟)的把持、咀嚼、吞咽等过程。(10分:可独立进食;5分:需部分帮助;0分:需极大帮助或完全依赖他人,或留置鼻饲管) (2)洗澡:含进出浴室、洗擦,淋浴、盆浴均可。(5分:准备好洗澡水后,可自己独立完成洗澡过程;0分:在洗澡过程中需他人帮助) (3)修饰:包括洗脸、刷牙、梳头、刮脸等。(5分:可自己独立完成;0分:需他人帮助) (4)穿脱衣服:包括穿(脱)衣服、系扣子、拉拉链、穿(脱)鞋袜、系鞋带等。(10分:可独立完成;5分:需部分帮助;0分:需极大帮助或完全依赖他人) (5)大便控制。(10分:可控制大便;5分:偶尔失控,或需要他人提示;0分:完全失控) (6)小便控制。(10分:可控制小便;5分:偶尔失控,或需要他人提示;0分:完全失控,或留置导尿管) (7)如厕:包括去厕所、解开衣裤、擦净、整理衣裤、冲水等过程。(10分:可独立完成;5分:需部分帮助;0分:需极大帮助或完全依赖他人) (8)床椅转移:从床转移到椅子上坐下。(15分:可独立完成;10分:需部分帮助;5分:需极大帮助;0分:完全依赖他人) (9)平地行走。(15分:可独立在平地上行走45m;10分:需部分帮助;5分:需极大帮助;0分:完全依赖他人) (10)上下楼梯:可借助辅助工具(抓扶手、手杖)。(10分:可独立上下1层楼;5分:需部分帮助;0分:需极大帮助或完全依赖他人)
评估反馈	告知老人评估等级,做好宣教 100分,完全自理,老人各项基本日常生活活动能力良好 65~95分,生活基本自理,轻度功能障碍 45~60分,中度功能障碍,需要极大帮助才能完成日常生活活动 ≤40分,重度功能障碍,生活依赖明显 若总分≤20分,则生活完全依赖他人 (40分及以上者,康复治疗效益最大)
整理记录	整理用物,洗手,记录

(二)洼田饮水试验

吞咽功能评估可以评价老人吞咽功能障碍的程度。意识障碍或无法配合者禁忌参与评估。洼田饮水试验评估操作要点详见表1-3-4。

1-3-4　洼田饮水试验

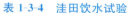

表 1-3-4　洼田饮水试验

流程	操作要点
评估解释	核对床号、姓名,向老年人及其家属解释操作目的、过程及配合事项
准备	(1)评估环境:安静、光线明亮、空气清新、温度适宜 (2)自身准备:着装整齐、洗手、戴口罩 (3)老年人准备:合适体位、无义齿、口腔无食物残留 (4)用物准备:茶勺、有刻度的杯子、手表、温开水、5ml/50ml 注射器、纸巾、污物杯
评估流程	(爷爷/奶奶),您好,现在我将开始评估,为您后续照护提供依据,您可以配合我吗? (1)指导老人端坐,身体稍向前倾,检查口腔 (2)准备 5ml 和 30ml 温开水(试温) (3)确认能顺利喝下 5ml,不呛咳,声音无嘶哑,指导老年人喝下 30ml,观察所需时间和呛咳情况(图 1-3-1) 图 1-3-1　评估要点讲解 1 级(优)　能顺利地 1 次将 30ml 水咽下,无呛咳、停顿 2 级(良)　分 2 次以上,但无呛咳及停顿 3 级(中)　能 1 次咽下,但有呛咳,确定有吞咽障碍 4 级(可)　分 2 次以上咽下,但有呛咳,确定有吞咽障碍 5 级(差)　频繁呛咳,不能全部咽下,确定有吞咽障碍 注意事项:若有病情变化,则需每日重新评估一次
评估反馈	告知并解释评估结果,并宣教 正常为 1 级,5s 之内 可疑为 2 级,5s 以上或 2 级(24h 后重新评估) 异常为 3～5 级
整理记录	整理用物,洗手,记录

二、精神心理状态评估

老年人身体器官的衰老导致心理功能衰退,并产生相应行为表现。精神心理状态评估是老年综合评估的重要组成部分,包括认知功能、情绪和情感、人格、自我概念和压力五个方面的评估,内容详见表 1-3-5。

表 1-3-5 精神心理状态评估项目及量表

评估项目	评估量表
认知功能	(1)简易心智状态问卷(SPMSQ) (2)简易智能精神状态检查(MiNi-Cog) (3)简易精神状态检查(MMSE) (4)画钟测验(CDT) (5)长谷川失智量表及修正长谷川失智量表(HDS/HDS-R) (6)临床失智分级量表
情绪和情感	(1)焦虑自评量表(SAS) (2)汉密尔顿焦虑量表(HAMA) (3)状态-特质焦虑问卷(STAI) (4)抑郁自评量表(SDS) (5)老年抑郁量表(GDS)
人格	艾森克人格问卷
自我概念	自尊量表(SES)
压力	(1)生活事件量表 (2)中文版知觉压力量表 (3)简易应对方式问卷

(一)简易智能精神状态检查

1-3-5 简易智能精神状态检查

该量表简单易行,国内外应用较广泛,是失智症筛查的首选量表。量表中共包括老年人定向力、记忆力、注意力、计算力、回忆能力及语言能力的测评。整个评估流程详见表 1-3-6。

表 1-3-6 简易智能精神状态检查流程

流程	操作要点
评估解释	核对床号、姓名,向老年人及其家属解释操作目的、过程及配合事项
准备	(1)评估环境:安静、光线明亮、空气清新、温度适宜 (2)自身准备:着装整齐、态度和蔼、洗手、戴口罩 (3)老年人准备:合适体位、神志清楚、情绪稳定 (4)用物准备:评估单、笔、水杯等
评估流程	(爷爷/奶奶),您好,现在我将开始评估,为您后续照护提供依据,您可以配合我吗? (1)评估定向力(10 分):第 1~10 项 ①时间定向:奶奶/爷爷,您好,现在是哪一年、什么季节、几月份、星期几、几号呢? ②地点定向:我们现在在哪个省(区、市)、哪个区或县、哪个街道或乡、在什么地方、在几楼? (2)评估记忆力——瞬时(3 分):第 11 项 ①现在我要说三样东西的名称,在我讲完之后请您重复说一遍,好吗?您不但要说一遍,还要请您记住这三样东西,因为几分钟后我还要再问您。 ②奶奶/爷爷,请听好"皮球、国旗、树木"

续表

流程	操作要点
评估流程	(3)评估注意力和计算力(5分):第12项 ①请您算一算 100−7 等于几? 然后用所得的数目再减去 7 等于几? 如此一直计算下去,连减 5 次 ②若其中一次错了,但下一个答案是对的,那么答对的计分 (4)评估回忆力——延时(3分):第13项 请您说出刚才我让您记住的三样东西好吗 (5)评估语言能力(8分):第14～18项 ①命名:(出示手表、铅笔)"这个东西叫什么" ②复述:"四十四只石狮子" ③理解指令:按卡片写的做动作 "请闭上您的眼睛"、"用右手拿起这张纸"、"用两只手将它对折"、"放到您的大腿上" "请您说一个完整的句子":主语、动词、有意义 (6)评估视空间能力(1分):第19项 请画出这张图片(两个五边形、交叉处有四边形)
评估反馈	告知并解释评估结果,并宣教 总分 30 分 ①判定失智症:文盲≤17分,小学≤20分,初中及以上≤26分 ②判定失智症程度:轻度 21～26 分,中度 10～20 分,重度<10 分
整理记录	整理用物,洗手,记录

【知识窗】

蒙特利尔认知评估量表(MoCA)

总分 30 分。若受试者受教育年限≤12 年,则总分加 1 以纠正文化程度偏倚。若得分<26,则提示认知功能受损。详细内容可见网站:https://www.mocatest.org。

(二)情绪和情感评估

有研究资料显示,我国老年人患焦虑症风险或出现焦虑症状的概率为 4.9%～11.51%,并且发现焦虑症或焦虑情绪与老年人跌倒之间存在相关性。此外,失能老人最常见的心理问题也包括抑郁,抑郁可以使老年人生活质量下降、疾病负担加重,由此可见评估老年人情绪和情感是老年人精神评估不可或缺的部分。焦虑和抑郁的评估可通过焦虑和抑郁量表来完成。

1.焦虑自评量表(Self-rating Anxiety Scale,SAS)可用于评估有焦虑症状的成年人,目前尚无专用于筛查老年人焦虑的自评量表。

2.老年抑郁量表（Geriatric Depression Scale,GDS）是美国学者 Brank 等编制的，分为长式和短式两种。长式共有 30 个条目，每个条目按"是、否"回答，其中 10 个条目反向计分（1、5、7、9、15、19、21、27、29、30），总共 0～30 分。评定结果：小于 9 分为正常，10～21 分为轻度抑郁，22～30 分为重度抑郁。短式共 15 个条目，其中 5 个反向条目（1、5、7、11、13），总分 0～15 分。评定结果：小于等于 4 分为正常，5～9 分为轻度抑郁，10～15 分为重度抑郁。

三、家庭和社会功能评估

家庭和社会是老年人长期照护的重要支持系统，早期评估老年人家庭及社会功能、发现家庭或社会支持中存在的问题，帮助其家庭及社会功能正常运行，对提高老年人的生活质量至关重要。

目前，家庭功能评估量表包括家庭关怀指数量表（Adaptation、Partnership、Growth、Affection、Resolve，APGAR）、家庭功能评定量表（Family Assessment Device,FAD）、家庭亲密度和适应性量表（Family Adaptability and Cohesion Evaluation Scale,FACES）、家庭环境量表（Family Environment Scale,FES）、家庭评价量表（Family Assessment Measure,FAM）和家庭支持量表（Perceived Social Support from Family Scale,PSS-Fa）等。

社会支持是指个体可以获得的来自他人、群体及社区等的资源。在社会支持评估方面，应用最广泛的量表是肖水源设计的，共包含 10 个条目，分为主观支持和客观支持，能较好地反映个体的社会支持水平。

四、多重用药评估

老年共存疾病（2 种或以上慢性疾病）问题已成为全球卫生领域的重大挑战，共病带来的多重用药也是威胁老年人健康的全球性保健问题。

目前，多重用药评估工具包括：①美国老年医学会（The American Geriatrics Society,AGS）发布的 2015 版 Beers 评判标准，该法使用简单、能提供使用的循证依据，指导医师及药师用药。②老年人不适当处方筛查工具（Screening Tool of Older Persons' Prescriptions,STOPP）和老年人处方遗漏筛查工具（Screening Tool to Alert to Right Treatment,START），简称 SRART/STOPP 法：适用于住院老年患者个体化用药评估，但存在主观性。③ARMOR 法。ARMOR 是评估、审查、精简、优化、再评价（Assess、Review、Minimize、Optimize、Reassess）的英文首字母缩写。该方法主要用于需要家庭护理的老年人，用于改善患者功能状态和运动能力。④处方优化法（The Prescribing Optimization Method,POM），该法共有 6 个问题，呈开放式，医护

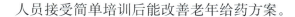

人员接受简单培训后能改善老年给药方案。

【知识窗】

ARMOR 具体操作

评估(A)：查 Beers 评判标准，是否使用过β受体阻滞剂、镇痛药物、抗抑郁药物、抗精神病药物和维生素补品等。

审查(R)：药物-疾病相互作用、药物相互作用和药物不良反应。

精简(M)：依据患者功能状态简化用药品种数，不只由循证医学决定。

优化(O)：优化治疗方案，考虑以下因素，如患者肝肾清除率情况、PT/PTT、β受体阻滞剂、起搏器功能、抗惊厥药、镇痛药、降血糖药等情况，若服用抗抑郁药，剂量应逐步减少。

再评价(R)：互动1周后患者的功能或感知状态，临床体征和用药依从性。

五、并发症风险评估(跌倒风险)

由于阿尔茨海默病患者存在认知功能障碍和行为损害，会出现定向力障碍、视空间学习能力降低、语言功能障碍等，也极易发生跌倒而引起骨折、颅内出血等并发症，对老年人的生命安全造成极大威胁。

卫生部于2011年9月颁布了《老年人跌倒干预技术指南》，其中有老年人跌倒风险评估量表。该量表包括8个方面35个条目，总分为53分，其中低危1～2分，中危3～9分，高危10分及以上，详见表1-3-7。

表 1-3-7　老年人跌倒风险评估

项目	权重	得分
(1)运动		
步态异常/义肢	3	
行走需要辅助设施	3	
行走需要旁人帮助	3	
(2)跌倒史		
有跌倒史	2	
因跌倒住院	3	
(3)精神不稳定状态		
谵妄	3	
痴呆	3	
兴奋/行为异常	2	
意识恍惚	3	

续表

项目	权重	得分
(4)自控能力		
大小便失禁	1	
频率增加	1	
保留导尿	1	
(5)感觉障碍		
视觉受损	1	
听觉受损	1	
感觉性失语	1	
其他情况	1	
(6)睡眠状况		
多醒	1	
失眠	1	
夜游症	1	
(7)用药史		
新药	1	
心血管药物	1	
降压药	1	
镇静、催眠药	1	
戒断治疗	1	
糖尿病用药	1	
抗癫痫药	1	
麻醉药	1	
其他	1	
(8)相关病史		
神经科疾病	1	
骨质疏松症	1	
骨折史	1	
低血压	1	
药物/乙醇戒断	1	
缺氧症	1	
年龄 80 岁及以上	3	
评分者		总分

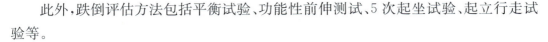

此外,跌倒评估方法包括平衡试验、功能性前伸测试、5次起坐试验、起立行走试验等。

【想一想】

请以小组为单位,思考如何预防老年人跌倒及跌倒后的护理措施。

【任务拓展】

请以小组为单位,采用角色扮演的方式,完成老年人综合评估。

任务三 常见症状与处理

【任务目标】

1.知识与技能目标:能说出老年人常见症状的评估和处理流程;能根据老年人的特点开展有针对性的照护和指导。

2.过程与方法目标:在案例分析、情景模拟过程中,及时做出判断和采取正确的护理措施。

3.情感态度与价值观目标:耐心细致地观察病情,培养责任心、耐心、爱心,体现人文关怀。

【任务分解】

随着年龄的增长,老年人会出现一些主观不适、异常感觉或明显的客观病态改变,如咳嗽、咳痰、呼吸困难等。本任务将学习咳嗽咳痰、呼吸困难、疼痛、意识障碍的识别与处理。

【任务实施】

一、呼吸系统常见症状的处理

呼吸系统疾病是老年人群高发疾病,严重影响老年人的生活质量,掌握呼吸系统常见症状的识别、应急处理及护理措施非常必要。

(一)咳嗽与咳痰

咳嗽与咳痰是呼吸系统疾病最常见的症状之一,引起咳嗽和咳痰的病因很多,常见的有呼吸系统感染、理化因素刺激(如癌症、粉尘等)、过敏(支气管哮喘)、药物[如β受体阻滞剂或血管紧张素转换酶抑制剂(ACEI)引起的不良反应]、心理因素等。

咳嗽(cough)是呼吸系统受到刺激后发生的突然剧烈的呼气运动,是机体的一种防御反射,具有清除呼吸道分泌物和气道内异物的作用。咳嗽分为干性咳嗽和湿性咳嗽,干性咳嗽不伴有咳痰或仅少量痰液,湿性咳嗽常伴有咳痰。

咳痰(expectoration)是借助气道黏膜上皮的纤毛运动、平滑肌收缩及咳嗽反射将呼吸道分泌物经口排出的动作。

1. 评估

(1)病因:有无呼吸系统感染、过敏史、用药史等。

(2)询问咳嗽发生的时间、规律、性质、程度及伴随症状,与体位、气候的关系,是否影响夜间睡眠等。

(3)观察痰液的颜色、性状、黏稠度、量、气味等。一般24h痰量小于10ml为少量痰,超过100ml定为大量痰。痰液颜色常有重要意义,见表1-3-8。

表 1-3-8　痰液颜色与疾病

序号	颜　色	疾　病
1	黄绿色脓痰	呼吸道感染
2	红色或棕红色	肺结核、肺癌、肺梗死出血
3	红褐色或巧克力色	阿米巴肺脓肿
4	粉红色泡沫	急性肺水肿
5	砖红色胶胨样	肺炎克雷伯菌肺炎

(4)身体与心理评估:身体评估包括生命体征、体位、营养状况、呼吸运动、呼吸音等。心理评估包括有无焦虑、紧张、抑郁、烦躁等情绪。

(5)实验室检查:血气分析、X线胸片、胸部CT、痰培养等。

2. 处理措施

(1)病情观察:观察咳嗽、咳痰的具体情况;观察患者的情绪反应。

(2)休息与体位:为患者提供安全、舒适、安静、清洁的休息环境,调节好室内的温湿度和光线。给予舒适的休息体位,通常采取坐位或半卧位有助于改善呼吸和利于咳嗽咳痰。如果痰液较多,可采用体位引流,但应关注老年人感受,如不能耐受应禁用。

(3)饮食:根据老年人具体情况适当增加热量、蛋白质、维生素(维生素 A 和 E)。多饮水有利于呼吸道黏膜的湿润,可以减少呼吸道干燥引起的咳嗽,同时稀释痰液。

(4)促进有效排痰的技术(表1-3-9):包括深呼吸、有效咳嗽、胸部叩击、体位引流和机械吸痰。

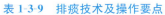

表 1-3-9 排痰技术及操作要点

序号	排痰技术	操作要点
1	深呼吸和有效咳嗽 1-3-6 有效咳嗽	患者处于坐位或半卧位,先进行深而慢的呼吸 5～6 次,然后深吸气至膈肌降至最大限度,屏气 3～5s,继而缩唇缓慢呼气,再深吸气、屏气,然后用力咳嗽 2～3 次,将痰液排出(图 1-3-2) 图 1-3-2 有效咳嗽指导
2	胸部叩击	患者取坐位或侧卧位,照护员一手扶老人,一手五指弯曲并拢呈掌空背隆(空杯)状,以腕部力量用力叩击患者背部,叩击时要注意避开肩胛、脊柱和肾区,从第 10 肋间开始,从下向上,从外向内快速叩击。每一肺叶叩击 1～3min,每次叩击时间以 3～5min 为宜,应安排在餐后 2h 至餐前 30min 内进行
3	体位引流	可采用头低足高位,使患肺处于高位,通过重力引流出痰液,但此法对于老年人要慎用
4	机械吸痰	每次吸痰时间应小于 15s,两次吸痰时间应间隔 3min 以上;吸痰前后要给予高流量氧气吸入;严格执行无菌操作;吸痰过程中密切观察老年人的生命体征和血氧饱和度

(二)呼吸困难的处理

呼吸困难是患者感到空气不足、呼吸费力,表现为呼吸运动用力,可出现张口呼吸、鼻翼翕动、端坐呼吸、发绀,伴随呼吸频率、节律、深度的改变。根据临床特点分为三类,见表 1-3-10。

表 1-3-10 呼吸困难类型

序号	类型	特点
1	吸气性呼吸困难	吸气时呼吸困难显著,与大气道狭窄和梗阻有关,常见于喉头水肿、喉气管炎症、肿瘤或异物引起上呼吸道梗阻;表现为干咳、高调吸气性哮鸣音、三凹征
2	呼气性呼吸困难	呼气时呼吸困难显著,与支气管痉挛、狭窄和肺组织弹性减弱有关,常见于支气管哮喘和 COPD;表现为呼气性哮鸣音,呼气费力,呼气时间延长
3	混合性呼吸困难	吸气与呼气均感费力,与呼吸面积减少有关,常见于重症肺炎、重症肺结核、广泛性肺纤维化、大量胸腔积液和气胸等;表现为呼吸费力,呼吸频率增快、深度变浅,常伴有呼吸音减弱或消失

1. 评估

（1）病史：起病缓急、诱因、伴随症状等。

（2）身体和心理评估：患者神志与面容，呼吸频率、节律、深度；胸部外形、呼吸音等；患者有无紧张、焦虑、失眠、抑郁等。

（3）实验室检查：动脉血气分析、肺功能测定等。

2. 处理措施

（1）病情观察：判断呼吸困难类型及严重程度，患者的情绪和心理反应。

（2）环境与休息：保持室内环境温湿度适宜、无花粉等过敏原，减少环境噪声以利于患者休息。

（3）保持呼吸道通畅：见有效排痰技术。

（4）氧疗：可根据情况给予鼻导管、面罩或呼吸机给氧。注意吸氧的浓度、时间，一般连续给氧不超过 24h。动脉血氧分压（PaO_2）低于 50mmHg（6.6kPa）时应及时给予氧疗，缺氧程度见表 1-3-11。

表 1-3-11　呼吸困难类型

程度	血气分析		表现及氧流量
	PaO_2	SaO_2	
轻度	>50mmHg（6.6kPa）	>80%	无明显的呼吸困难、发绀表现，意识清楚，如有呼吸困难，需给予低流量吸氧（1～2L/min）
中度	30～50mmHg（4.0～6.6kPa）	60%～80%	有发绀、呼吸困难表现，老年人意识清楚或烦躁不安，需中流量吸氧（3～4L/min）
重度	<30mmHg（4.0kPa）	<60%	严重发绀，三凹征明显，老年人失去正常活动能力，呈现昏迷或半昏迷状态，无法交流，给予高流量吸氧（6～8L/min）

（5）呼吸功能锻炼：呼吸困难患者常需要增加呼吸频率来代偿缺氧状态，此种代偿往往效能较低，而且易感疲劳。因此，在疾病缓解期，要指导其进行呼吸功能锻炼，如缩唇呼气、膈式或腹式呼吸。缩唇呼吸吸气与呼气时间之比为 1：2 或 1：3。膈式或腹式呼吸时需取舒适卧位，两手分别放于前胸部和上腹部，用鼻缓慢吸气的同时，使膈肌最大限度地下降，手能感受到腹部缓慢隆起，呼气时经口呼出，手能感受到隆起的腹部下降。

（6）心理护理：患者的紧张、焦虑、烦躁情绪会加重呼吸困难的症状，因此呼吸困难患者的心理护理非常重要。照护员要给予患者心理支持和安慰，使其情绪稳定。

二、疼痛的处理

疼痛（pain）是一种复杂的主观感受，与疾病的发生、发展与转归有着密切的联系,是临床上诊断疾病、鉴别疾病的重要指征之一,是评价治疗与护理效果的重要标准,也是继体温、脉搏、呼吸、血压4大生命体征之后的第五生命体征。疼痛发生的机制比较复杂,原因也较多,常见的有温度刺激、化学刺激、物理损伤、病理改变、心理因素等。疼痛护理是疼痛管理的重要内容之一。

(一)疼痛护理流程(见表1-3-12)

表1-3-12　疼痛护理流程

序号	流程	内　　容
1	评估	全面、持续评估患者的疼痛
2	镇痛	采用药物或非药物手段镇痛,消除和减轻疼痛是护理的主要目标
3	记录	观察并记录疼痛的具体情况、镇痛措施、效果及药物的不良反应等
4	宣教与随访	宣教疼痛的知识、镇痛的技巧,定期随访

(二)疼痛的护理评估

1.评估内容

(1)疼痛史:疼痛的部位、程度、性质、时间、伴随症状;加重和缓解因素,疼痛时的状态、体位;既往疼痛的处理过程和疗效等。

(2)社会及心理状况:患者疼痛时的精神状态,家属的支持情况。

(3)镇痛效果的评估:对镇痛效果的评估可以为下一步疼痛管理提供可靠的依据,镇痛效果的评估除依赖于患者的主诉,还要观察患者的客观指征,如呼吸、躯体变化、睡眠等。镇痛效果的评估还可以用百分比量表法(图1-3-3)和4级法(表1-3-13)。

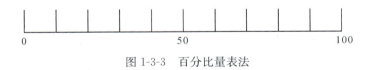

0　　　　　　　50　　　　　　　100

图1-3-3　百分比量表法

表1-3-13　镇痛效果分级

级别	镇痛效果
1级	完全缓解,疼痛完全消失
2级	部分缓解,疼痛明显减轻,睡眠基本不受干扰
3级	轻度疼痛,疼痛有些减轻,但仍感到明显疼痛,睡眠及生活仍受干扰
4级	无效,疼痛没有减轻

2.评估方法

（1）交谈法：通过与患者面对面交谈，听取患者对疼痛的描述，其间照护员应注意患者的语言和非语言表达，以便获得更可靠的资料。

（2）观察与临床检查：通过观察患者疼痛时的面部表情、体位、躯体紧张度和其他体征帮助评估疼痛的严重程度并进行分级。WHO的疼痛分级见表1-3-14。

表1-3-14　WHO的疼痛分级

级别	表现
0级	无痛
1级	轻度疼痛：平卧时无疼痛，翻身咳嗽时有轻度疼痛，但可以忍受，睡眠不受影响
2级	中度疼痛：静卧时痛，翻身咳嗽时加剧，不能忍受，睡眠受干扰，要求用镇痛药
3级	重度疼痛：静卧疼痛剧烈，不能忍受，睡眠严重受干扰，需要用镇痛药

（3）评估工具的使用。常用疼痛评估工具使用要点见表1-3-15。

表1-3-15　常用疼痛评估工具使用要点

评估工具	使用要点
数字评分法	用数字"0～10"表示疼痛的程度，"0"表示无疼痛，"10"表示疼痛到极点 口述法：过去24h内最严重的疼痛可用哪个数字表示 书写法：在表示过去24h内最严重的疼痛的数字上画圈
文字描述法	一条线上的六个点，依次表示"没有疼痛""轻度疼痛""中度疼痛""重度疼痛""非常严重的疼痛""无法忍受的疼痛"
视觉模拟评分法	一条直线的两端分别表示"不痛"和"剧痛"，让患者在直线上表示自己的疼痛程度
面部表情评定法	该方法由6种面部表情及0～5分构成，多适用于3岁以上的儿童

（三）疼痛的护理措施

1.减少或消除诱因：伤口的妥善处理，术后指导有效咳嗽和深呼吸等。为患者提供舒适整洁的床单位、良好的通风和采光、适宜的温湿度等促进患者的舒适度，以缓解疼痛。

2.合理使用药物止痛：根据医嘱，把握用药时机，正确使用镇痛药。用药过程中注意观察患者的反应和药物不良反应。三阶梯镇痛疗法的原则：口服给药、按时给药、按阶梯给药、个体化给药、密切观察药物不良反应及健康宣教。

3.物理止痛：常采用冷疗、热疗、理疗、按摩及推拿等物理止痛方法。

4.针灸止痛：根据疼痛的部位，针刺相应的穴位，使得经脉畅通、气血调和而止痛。

5.经皮神经电刺激疗法：采用脉冲刺激仪，在疼痛部位或附近放置2～4个电极，用微电流对皮肤进行温和的刺激。常用于治疗头痛、颈椎病、肩周炎、神经痛、腰腿疼等症。

6.心理疗法：减轻患者心理压力，使患者情绪稳定、精神放松，可以增强对疼痛的耐受力。转移患者注意力和放松练习也可以在一定程度上缓解疼痛，比如让患者参加玩游戏、看电视、下棋、绘画等活动。也可以采用音乐疗法分散患者的注意力。疼痛的心理疗法还包括安慰剂治疗、暗示疗法、催眠疗法等。

三、意识障碍的处理

意识障碍(disorder of consciousness)是指机体对外界环境刺激缺乏反应的一种精神状态。大脑皮质、皮质下结构、脑干上行网状激活系统等部位的损害或功能抑制，均可导致意识障碍。

1.评估

(1)病史：发病方式及过程、既往史、家族史、家庭背景等。

(2)身体评估：意识障碍类型、程度；瞳孔、生命体征、伴随症状或体征等；家属的精神状态以及对患者的关心程度。

(3)实验室检查：EEG 检查、血液标本检查、头颅 CT、磁共振。

2.处理措施

(1)日常生活护理：保持室内温湿度合适；加强安全防护，如患者卧床时拉起床栏、专人陪护；保持被服清洁、干燥、平整；定时翻身、叩背、按摩；做好大小便护理，保持外阴清洁卫生；每天 2～3 次口腔护理，防止发生口腔疾病。

(2)饮食护理：保证足够的营养供给，根据病情给予高维生素、高热量饮食，补充足够的水分。如果是通过胃肠内管道饮食，要按照鼻饲注意事项进行护理。

(3)保持呼吸道通畅：取头侧位或侧卧位，及时清除口鼻腔分泌物，防止舌后坠、窒息、误吸和肺部感染的发生。

(4)病情监测：严密监测生命体征、瞳孔、意识变化；观察有无其他并发症。

【想一想】

围绕情景导入，请与小组同学互相扮演老年人与照护员角色，指导老年人做深呼吸与有效咳嗽练习。

【任务拓展】

刘爷爷，78 岁，患慢性阻塞性肺疾病(COPD)30 余年，呼吸困难 8 年，此次因发热 3 天入院。3 天前因天气变冷出现咳嗽、咳痰、呼吸困难加重，伴发热。查体：体温 38℃，脉搏 102 次/min，血压 135/90mmHg，呼吸 26 次/min。患者神志清，口唇发绀，桶状胸。

请同学们围绕案例为该患者制订呼吸功能锻炼计划，并设计几款辅助呼吸功能锻炼的辅助用具。

【项目总结】

从老年人整体出发，根据不同的评估需求，老年综合评估涉及17项内容，包含一般情况、视力、听力、躯体功能、精神和心理状态等。对于某些失能、轻度失智症老年人，可开展部分功能评估，以老年人实际需求为导向，为每位老年人提供高质量的照护，最大限度地满足其需求。

【同步训练】

一、选择题

1. 按照WHO标准，我国老年人划分标准是　　　　　　　　　　　　　　　　（　　）

A. ≥60岁　　　　B. ≥65岁　　　　C. ≥70岁　　　　D. ≥75岁　　　　E. ≥95岁

2. 老年综合评估的适宜对象是　　　　　　　　　　　　　　　　　　　　（　　）

A. 疾病晚期　　　　　　　B. 虚弱老年人　　　　　　　C. 重度痴呆

D. 健康老年人　　　　　　E. 少病老年人

3. 以下哪项不是老年医学首要目标　　　　　　　　　　　　　　　　　　（　　）

A. 治愈疾病　　　　　　　B. 预防保健服务　　　　　　C. 维持老年人功能

D. 提高其独立生活能力　　E. 改善老年人功能

4. 失智老人照护员的工作内容包括失智能力评估、（　　）等　　　　　　（　　）

A. 身体综合照护　　　　　B. 认知功能促进　　　　　　C. 功能维护与重建

D. 健康促进照护　　　　　E. 以上都是

5. 以下关于疼痛评估的说法，错误的是　　　　　　　　　　　　　　　　（　　）

A. 疼痛是第五生命体征

B. 疼痛是实际或潜在的组织损伤所引起的不愉快感觉和情感体验

C. 疼痛是客观的体征

D. 疼痛评估的内容包括疼痛强度、性质、持续时间等

E. 数字评分法是疼痛评估常用的方法

6. 以下关于老年人呼吸系统的描述，正确的是　　　　　　　　　　　　　（　　）

A. 老年人的正常呼吸频率为16～20次/min

B. 老年人呼吸>25次/min，无临床表现时可考虑是否发生下呼吸道感染

C. 老年人肺炎临床表现典型，病情发展快

D. 老年人发生下呼吸道感染一定伴有咳嗽、咳痰等症状

E. 以上都不正确

7. 照护员巡视时发现患者甲床、口唇显著发绀，三凹征明显。可据此初步判断老

年人属于 （   ）

    A. 正常状态   B. 轻度缺氧   C. 中度缺氧   D. 重度缺氧   E. 一般缺氧

    8. 照护员巡视时发现患者口唇显著发绀,三凹征明显。照护员将蒋奶奶的情况报告给医生,医生检查后开具医嘱:给予高流量输氧。适宜的氧流量为 （   ）

    A. 1～2L/min   B. 3～4L/min   C. 5～6L/min

    D. 6～8L/min   E. 8～10L/min

    9. 照护员为患者吸氧过程中不正确的操作是 （   ）

    A. 给老年人插入吸氧管前,应确保氧气管道的通畅

    B. 停止吸氧时,务必先摘下鼻导管,后关闭氧流量调节阀

    C. 氧气压力表读数至少要 0.5MPa

    D. 避免倾倒或撞击氧气筒

    E. 氧气压力表及螺旋口不灵活时可以涂油润滑

    10. 下列不属于工具性生活能力的是 （   ）

    A. 乘公交车   B. 购物   C. 洗碗擦地   D. 上厕所   E. 服用药物

    11. 以下哪一项描述不属于基础性日常生活活动? （   ）

    A. 洗衣服   B. 穿脱衣   C. 进食   D. 洗漱   E. 行走

    12. 根据北京协和医院标准,MMSE 评分在(   )分判定为轻度痴呆程度 （   ）

    A. 19～22   B. 20～25   C. 21～26   D. 22～28   E. 21～24

    13. 下列哪一项不属于认知能力 （   ）

    A. 记忆力   B. 听力   C. 语言能力   D. 视空间能力   E. 思维能力

    14. (多选)老年综合评估的评估内容包括 （   ）

    A. 老年躯体功能评估   B. 老年精神心理状况评估

    C. 老年社会经济评估   D. 老年生活环境评估

    E. 老年综合征或问题评估

二、案例分析题

    张奶奶,78 岁,因受凉后出现咳嗽、咳痰伴发热 7 天入院。查体:体温 38.6℃,脉搏 80 次/min,呼吸 28 次/min,血压 149/95mmHg。既往有慢性支气管炎病史 20 年。患者目前神志清,口唇发绀,夜间因咳嗽难以入睡,神情焦虑。请你为张奶奶制订护理计划。

【1＋X 考证要点】

    1. 老年综合评估的概念及内容

    2. 功能状态、精神心理状态、家庭和社会功能等的评估(量表熟悉)

3. 评估过程中的注意事项(如沟通等)

4. 老年人能力等级判定(老年人能力评估)

5 常见症状与处理(呼吸困难、疼痛、意识障碍)

6. 应急意识

【参考答案】

单选题　1～5. ABAEC　6～10. BDDED　11～13. ACB

多选题　14. ABCD

（徐难、史路平）

模块二　促智

项目一　认知功能促进

项目聚焦　失智老年人存在记忆力、注意力、计算力和判断力等认知功能受损，严重影响老年人的日常生活和工作，降低老年人的生活质量。目前，国内外对失智症的治疗主要分为基于生物医学模式的药物治疗和基于患者为中心的非药物治疗两种。对失智老年人进行有针对性的个性化非药物治疗，如记忆力训练、计算力训练和音乐疗法等康复活动，能够帮助失智老年人维持其认知功能水平，改善失智老年人生理、心理和社会功能，使老年人重拾自信，从而提高其生活质量。

情景导入　陈奶奶，71岁，2年前出现记忆力减退、反应迟钝。近半年计算力下降，行动不便，不能控制大小便。与老伴共同居住，日常生活由老伴及照护员照顾，平时喜欢听戏，育有一子，住在外地。

目标描述　通过本项目的学习，学生能设计和合理安排康复活动，举例说明与失智老年人沟通的注意事项；能运用沟通技巧与老年人建立互信关系；能举例说明记忆的分类；能用正确的方法指导失智老年人进行记忆力训练、计算力训练和思维能力训练；能在照护工作中运用手工旧物改造、音乐疗法和园艺疗法维持失智老年人的思维和判断力。

任务一　设计与安排康复活动

【任务目标】

1.知识与技能目标：能说出康复活动的概念及设计原则，能运用活动设计流程设计康复活动。

2-1-1　课件

2.过程与方法目标：在案例分析、情景模拟过程中，初步学会设计与安排康复活动。

2-1-2　微课

3.情感态度与价值观目标：培养仁爱之心，尊敬老年人，肯定老年人的社会价值，弘扬尊老、敬老、爱老、助老的中华民族传统美德。

【任务分解】

有意义的认知训练康复活动能够维持和改善失智老年人的生理、心理、社会等功能。设计和安排个性化的康复活动，可以更好地满足老年人的健康需要和精神文化需要，促进失智老年人身心健康。本任务将学习设计与安排康复活动的概念、常用方法、设计原则及要素、设计流程。

【任务实施】

一、康复活动的相关概念和常用方法

1981年，世界卫生组织（WHO）医疗康复专家委员会给康复（rehabilitation）下的定义是："一个帮助病员或残疾人在其生理或解剖缺陷的限度内和环境条件许可的范围内，根据其愿望和生活计划，促进其在生理、心理、社会生活、职业、业余消遣和教育上的潜能得到最充分发展的过程。"虽然无法恢复到之前的水平，但通过功能训练仍然可以帮助患者最大限度地恢复功能，使患者尽可能地恢复独立生活、学习和工作的能力。

根据国际健康功能与身心障碍分类系统的定义，活动（activities）是由个体执行一项任务或行动。参与（participation）是个体参加与他人相关的社会活动。本书的"康复活动"指的是为失智老年人设计和安排一项任务或行动，目的是改善老年人的认知功能，使其生理、心理和社会等功能达到最佳状态。这样的"康复活动"既包括个体可以独立完成的活动，也包括以团体活动的形式创造一个社会生活情景，从而能够起到提高老年人社会参与度的效果。常用的康复活动方法有认知康复训练活动、作业康复训练活动以及音乐康复训练活动等。

二、康复活动的设计原则与要素

(一)设计原则

《阿尔茨海默病康复管理中国专家共识》建议,康复治疗应遵循早期、个体化和循序渐进的原则。失智老年人的认知水平、躯体活动能力、生活习惯和性格特点等各不相同,应充分考虑失智老年人的个体情况和需求,设计个性化的康复活动,提高老年人的参与度。因此,康复活动的设计应该遵循一定的原则。

1. 选取失智老年人喜欢并愿意参加的活动项目。

2. 活动步骤简明(可以征询失智老年人的意见和建议,示例见图 2-1-1)。

3. 有康复效果的同时保证趣味性。

4. 难度适宜,操作简单,兼具一定的挑战性。

5. 安全,不会危害失智老年人的身体和心理健康。

6. 内容积极向上,符合社会主流价值观和失智老年人的文化背景。

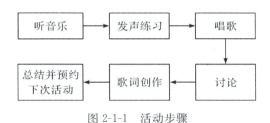

图 2-1-1 活动步骤

【知识窗】

国际健康功能与身心障碍分类

国际健康功能与身心障碍分类(International Classification of Functioning, Disability and Health,ICF)是世界卫生组织在 2001 年 5 月 22 日第 54 届世界卫生大会上正式命名并在国际上使用的分类系统。ICF 为从生理、心理和社会角度认识损伤所造成的影响提供了一种理论模式。ICF 由两大部分组成,第一部分是功能和残疾,包括身体功能和身体结构、活动和参与;第二部分是背景性因素,主要指环境因素。ICF 运用了一种字母数字编码系统,因而可以对广泛的有关健康的信息进行编码(如诊断、功能和残疾状态等),为临床提供一种统一而标准的语言和框架来描述患者的健康状况和与健康有关的状况。

(二)设计要素

《中国认知障碍患者照料管理专家共识》强调,认知功能训练的设计要以患者为主体,在评估患者认知功能受损的范围和程度、患者自身情况及其可及的医疗和社会资源的基础上,制定和实施个性化的训练方案。

1.活动理念：以患者为主体，考虑失智老年人的个体情况和需求，在活动的设计与实施过程中应遵循个性化和标准化相结合、独立活动与群体活动相结合、传统医疗和现代医疗相结合、家庭和社会相结合的原则。康复训练活动应与居家生活相融合，切勿把失智老年人当成一个完全依赖他人的"废人"或"孩童"，以提高老年人的独立性和自理性为目标，老年人面对的每一个与之交流或处理的事务，都可以设计成为一次康复活动。

2.活动方式

（1）认知康复训练活动：涉及训练记忆力、定向力、判断力、计算力等能力的活动。

（2）作业康复训练活动：可从活动、劳动中选择他们感兴趣的作业，帮助他们恢复功能，如针织、书法、叠衣服、手工旧物改造等都是常见的作业康复训练活动。

（3）音乐、美术等艺术类康复训练活动。

3.活动时间和强度：根据《居家（养护）失智老年人评估、康复和照护专家建议》，以作业或者活动为形式的认知训练，建议每天实施1～2次，每次20～40min（每运动20min休息5～10min），每周安排5～6天。

三、康复活动设计的流程

（一）分析健康问题

在为失智老年人设计康复活动之前，基于"以患者为中心"的理念，首先应评估老年人的认知水平、日常生活活动能力等情况，尤其要对老年人的主要健康问题进行分析，针对这些问题和需求为老年人设计个性化的康复活动。

（二）确定活动目标

在分析失智老年人主要健康问题的基础上，制定符合老年人认知水平和活动能力的活动目标，目的是充分发挥老年人的自主能动性，改善其身心健康，并且期望在一定程度上提高老年人的认知水平和独立生活能力。

（三）设计活动流程

照护员应事先制定一个合理完善的活动流程，主要包括活动开始前的沟通与交流、活动过程中的示范和引导、活动结束后的总结与鼓励等。

（四）做好活动准备

活动前的准备包括物品准备、环境准备、照护员准备和老年人准备。

（五）评价活动效果

一次康复活动结束之后，分析与评价活动效果是否达成最初确定的活动目标，从而对活动设计进行修改和完善，为下次设计提供参考。

【议一议】

围绕情景导入,请与小组同学讨论陈奶奶有哪些健康问题,尝试确定相应的活动目标和活动方式。

【任务拓展】

张奶奶,76岁,退休教师,患高血压24年,育有一女。刚退休时,身体健康,经常参加社区活动,爱收拾,讲究家居整洁。2年前,家人发现她性格和行为有些异常,经常会手上拿着钥匙却四处寻找钥匙,东西也经常随处乱放,却常常责怪孩子把屋子弄得乱七八糟。家人认为她年纪大了,糊涂了未引起重视。她慢慢出现不爱说话、不爱出门的情况,有时半夜起床看电视,容易发脾气,有时散步后不知道家住几楼。

请根据该患者的情况设计康复活动的思维导图。

任务二　有效沟通

【任务目标】

1. 知识与技能目标:能说出与失智老年人沟通的技巧;能举例说明与失智老年人沟通的注意事项;能灵活运用与失智老年人沟通的技巧对老年人进行有效的情绪疏导。

2-1-3　课件

2. 过程与方法目标:在案例分析、情景模拟过程中,初步学会与失智老年人进行有效沟通。

3. 情感态度与价值观目标:树立尊老、敬老、爱老的意识,尊敬、肯定和理解老年人,培养沟通交流的能力。

2-1-4　微课

【任务分解】

失智老年人的表达能力下降,常常难以正常表达自己的情绪,甚至出现一些激越行为。有效的沟通能够对失智老年人的情绪问题进行调节和疏导,改善老年人的情绪问题,维护老年人的身心健康。本任务包括三个方面的内容,分别为语言沟通技巧、非语言沟通技巧及注意事项。

【任务实施】

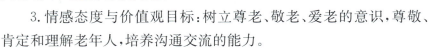

一、语言沟通技巧

语言沟通有两种形式,即口头语言沟通和书面语言沟通,见表2-1-1。

表 2-1-1　语言沟通技巧

分类	内　容
口头语言	语气语调：语气平和、语调温柔
	语速：根据老年人的理解能力调整说话的速度，发音清晰
	音量：控制在老年人能听到即可，不要大声喊叫，以免老年人误以为是被指责或嫌弃，引起激越情绪和行为
	内容通俗：采用通俗易懂的语言。可将复杂的动作分步进行，在老年人完成一个动作之后再指导下一个动作。例如，指示老年人洗手时应说："我们去洗手"，而不是说"我们先去洗手再去吃饭"
	倾听：失智老年人表达能力下降，应耐心倾听，不要催促或打断老年人说话。当老年人表达困难时可以揣测其意思，通过提示词语让老年人自己表达出来
	提问：少问开放性问题，尽量给老年人确定一个选择的范围。例如，在询问老年人想要穿哪件衣服时问："您想穿这件浅绿色的衬衫还是这件有图案的 T 恤？"而不要问："您今天想穿哪件衣服出门？"
	鼓励：当老年人有进步时及时给予肯定和称赞，让其有成就感，增强坚持的信心和动力
书面语言	姿势和手势不能使老年人理解时，可采用图片、照片等工具，能够帮助理解和加深印象

二、非语言沟通技巧

人际交往时，大部分的沟通是通过非语言形式完成的。由于疾病的关系，照护员和失智老年人的沟通经常遇到阻碍，此时非语言沟通显得尤为重要。照护员能够通过非语言方式与患者进行沟通，弥补语言沟通的不足。非语言沟通技巧见表 2-1-2。

表 2-1-2　非语言沟通技巧

分类	内　容
环境	尽量保持老年人熟悉的环境，家具和物品位置固定，适当布置一些怀旧物品，如相框、纪念品等，增加老年人的安全感和亲切感
目光	和老年人互动时注意眼神交流，目光保持平视，切勿居高临下（图 2-1-2） 图 2-1-2　目光

分类	内 容
表情	愉快的面部表情会带给老年人积极的心理感受,让老年人感到亲切
手势	当语言不足以表达时,适当的手势可以帮助老年人理解。但注意不要用容易被误解的手势,不要用手指指老年人
肢体抚触	适当的肢体抚触(图2-1-3)会使老年人感到被关怀和被尊重,能够密切与老年人之间的关系,同时也是心理支持的有效手段 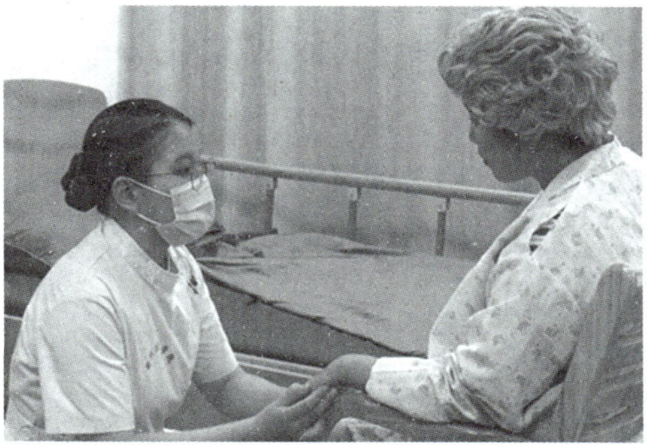

图 2-1-3　肢体抚触

【知识窗】

触摸的作用

从20世纪50年代以来,抚触作为一种治疗手段已经得到了广泛认可。医护人员或家人对患者进行头部、面部、耳部、发根、颈部、手部及肩部做抚触或按摩时,几乎都能起到舒缓患者紧张、减轻肉体痛苦、驱散心理压抑感的效果,这种作用往往超过一般的药物治疗。

皮肤饥渴症(skin hunger)学说创立于20世纪40年代。人类需要每天进行皮肤间的接触才可以健康快乐地生活。当这种需求得不到满足时,有的人会表现出厌食、抑郁、抵抗力降低等症状;反之,如果这一需求得到了满足,尤其是久病多病的老年人,一旦重新得到抚摸或拥抱,就会感到心情愉快、食欲增强,抵抗力也会有所提高。

三、注意事项

由于失智老年人受疾病和身体状况的影响,身体和心理状况常常欠佳,照护员在与其沟通时,有一些需要特别注意的事项(图2-1-4)。

1.情绪不稳定时:当老年人情绪不稳定时,要立即予以安慰和抚触,可以设法转移老年人的注意力。聊天或听音乐可以帮助老年人放松,必要时也可以说一些善意的谎言。不要否定失智老年人,否定会增加老年人的不安,让老年人感到自责和羞耻,沟通时多说"您可以",少说"您不可以"。

2.失智老年人犯错时:不要责备,不和失智老年人争辩。责备会使老年人感到害怕或产生逆反心理,加重异常行为。失智老年人的认知减退如小孩,但不像小孩有学习成长的能力,因此不能像教育小孩一样教老年人认识对错,且失智老年人的情绪敏感,应注意维护老年人的安全感和自尊心。

3.当老年人出现激越行为时:照护员要理解并保持冷静、友好的态度,避免刺激老年人,用温和的语气和恰当的肢体语言慢慢稳定老年人的情绪。

4.失智老年人语言能力受损时:照护员和家人应主动关注老年人身体情况。当老年人烦躁吵闹时应观察是否有疼痛、不适或疲惫。定期带老年人检查身体,如发现听力、视力障碍时应及时佩戴眼镜或助听器。

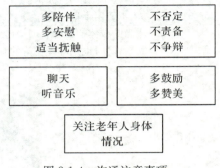

图 2-1-4　沟通注意事项

【演一演】

围绕上一任务拓展,请与小组同学扮演患者与照护员,尝试与患者进行有效沟通,指导她改变不良的生活方式。

【任务拓展】

李奶奶,82 岁,退休工人。刚退休时,身体健康,待人和善,经常参加社区活动,爱收拾,讲究家居整洁。3 年前出现记忆问题,同一件事会反复说很多遍。日常生活由女儿照护。近半年脾气越来越暴躁,常因被劝说吃饭、穿衣、洗澡等而责骂女儿。每天夜里翻箱倒柜找东西,坚持说是女儿和女婿偷了她的东西。总是将家里和外面的塑料袋、易拉罐捡回来藏在柜子里,女儿劝说时还会摔东西,用力推打女儿。

请同学们根据该患者的健康问题绘制沟通疏导的流程图。

任务三　记忆力训练

情景导入　李爷爷,75 岁,初中文化,工人,已退休,其老伴于 5 年前去世,育有一儿一女。2 年前,家人发现他性格和行为有些异常:经常会手上拿着钥匙却四处寻找钥匙,东西随处乱放,却常常责怪孩子把屋子弄得乱七八糟,散步后不知道住第几层楼,甚至刚吃完饭就忘记自己是否已吃过饭,有反复询问照护员姓名的行为。儿女将患者送入医院治疗后被诊断为阿尔茨海默病。

【任务目标】

1.知识与技能目标:能说出记忆力训练的方法及要点;能为失智症患者实施个性

化的认知功能促进训练。

2.过程与方法目标:通过案例分析法,锻炼自主探究、收集与查找资料的能力,提高促进失智症患者训练的能力,增强团队协作能力。

3.情感态度与价值观目标:培养创新能力;培养责任心、耐心、爱心,体现人文关怀。

【任务分解】

失智症患者早期常表现为近期记忆受损,而大多数远期记忆仍然存在。记忆力训练是认知功能促进的最重要的方法之一,根据失智症患者记忆受损的特点,通过有意识地反复记忆训练,达到延缓记忆衰退,促进智力恢复的效果。本任务包括记忆力训练相关的基本概念、常用方法和记忆力训练实施三个部分。

【任务实施】

一、基本概念

记忆障碍是指一个人处于一种不能回忆或者记住信息或技能的状态。

(一)记忆分类

记忆是一个人对过去的感受、活动、经验的印象累积。根据时间的长短,记忆分为瞬时记忆、短时记忆和长时记忆。

1.瞬时记忆:又称为感觉记忆,是指在时间极短的外界刺激后,信息在感觉通道内迅速被记录,保留时间不超过 2s 且其容量有限,感觉痕迹容易消退。

2.短时记忆:指对当前的信息进行加工和储存,也就是储存正在使用的信息,保持时间为 5~20s,最长不超过 1min,其容量同样有限,容易受到干扰。

3.长时记忆:一般是经过充分及一定深度加工后长久地存储在头脑中的记忆。

(二)失智症患者的记忆特点

失智症患者早期常以短时记忆受损为主,表现为刚说过的话或做过的事情很快就忘记,而长时记忆仍保持较好,很久以前发生的事情仍记得。随着疾病的发展,长时记忆也会受到损害。

失智症患者遗忘内容多,频率高,经过提醒后常常还是毫无印象,甚至会恼羞成怒,认知功能的退化远快于正常老化。因此,当出现类似症状时要警惕失智症的发生,在患者出现较为严重的问题之前,应引起重视和及时给予相关的功能训练。

二、常用的方法

(一)复述法

复述法常常采用数字刺激法,照护员先念一组没规律的数字,一般从三位数开始,依次增加一位数,如第一组341,第二组5859,第三组40502……每组数字念完后立即让失智症患者复述,直到不能复述出来为止。

(二)回忆训练

1. 物品刺激法:通过生活中常见的物品反复刺激,从而加深记忆。

2. 图片刺激法:可将老年人熟悉的环境拍成图片,通过图片反复刺激进而加深记忆。

3. 怀旧疗法:在舒适且安全的环境中,运用旧时的照片、音乐以及家用的或者某些熟悉的物件进行记忆的激发,唤起患者的往事记忆,并通过鼓励其分享、讨论个人生活经历,如"旧时的音乐""儿时记忆""读书时光""我的家庭""工作经历"等来帮助人们提高记忆力,增强幸福感,提升生活质量以及对目前环境的适应能力。

(三)环境调整法

环境调整的目的是减轻记忆的负荷。在尽量提供患者熟悉环境的基础上调整环境,包括简化环境,如家具杂物不宜过多,房间要整洁;固定常用物品的位置;采用醒目的标志,如在大门上贴简单明了、颜色鲜艳的大字使患者便于找到自己的房间等。

【知识窗】

沉浸式虚拟现实认知训练

虚拟现实(VR)技术已逐渐成为轻度认知障碍(MCI)和阿尔茨海默病(AD)患者认知训练的新兴工具。随着虚拟现实(VR)技术的发展,沉浸式虚拟现实(IVR)在认知训练中越来越受欢迎。沉浸式虚拟现实(IVR)采用数据手套、头盔显示器等交互装置,将患者的感觉与真实环境相隔离,使认知训练更具有个性化、趣味性和沉浸感,因此患者参与度和积极性高,更易坚持训练,对于轻度认知障碍(MCI)患者的总体认知功能和短期记忆的改善具有明显效果。

三、记忆力训练实施

根据案例情景,对失智症患者进行记忆力训练。表2-1-3为记忆力训练的简要流程及操作要点。

2-1-5 记忆力训练

表2-1-3 记忆力训练

流程	操作要点
任务分析	(1)主要问题 ①记忆力障碍:拿着钥匙却四处寻找钥匙,散步后不知道住第几层楼,忘记照护员名字,甚至刚吃完饭就忘记自己吃过饭 ②异常行为:反复询问 (2)主要训练措施及目标 此次记忆力训练主要通过引导失智症患者复述不同组合的数字,进而增强失智症患者对数字的认识,扩大其短期记忆容量

流程	操作要点
核对、解释	核对床号、姓名，向患者及其家属解释操作目的、过程及配合事项
准备	(1)用物准备：彩色水果卡片(图2-1-5)或者塑料仿真水果(图2-1-6) 图 2-1-5　水果卡片　　　　图 2-1-6　水果模型 (2)环境准备：安静、整洁、患者熟悉的场所，并结合患者的兴趣爱好进行布置 (3)照护员准备：衣帽鞋穿戴整齐，熟悉患者的状况与表现，为患者准备好记忆力训练方案 (4)失智症患者准备：身体状况良好，情绪稳定，能够配合照护员引导的训练
实施	(1)照护员自我介绍及问候 "爷爷，您好，我是您的照护员小丽。您今天感觉怎么样，还好吗？" (2)当次活动介绍 "爷爷，我们今天来做一个游戏，这个游戏可以提高您的记忆力，您愿意一起参加吗？" (3)开展的活动内容及程序 ①引导认识水果：向患者出示准备好的水果卡片，取出一张卡片让患者识别是什么水果，"爷爷，您知道卡片上面是什么水果吗？"如果患者辨认不出来，照护员按照水果的特点引导患者识别，训练过程中给予患者鼓励与肯定 ②瞬时记忆训练(图2-1-7)：将彩色水果卡片反面朝上，让患者回忆刚才看到的是什么。重复以上步骤2～3次 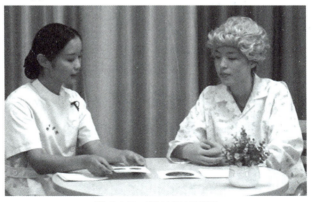 图 2-1-7　瞬时记忆训练

续表

流程	操作要点
实施	③短时记忆训练(图 2-1-8)：当患者能够对多张彩色水果卡片进行正确识别和瞬间回忆正确时，可将刚刚识别的彩色卡片反面朝上，让患者回忆刚刚看到了哪些水果。再将刚刚识别的水果正面朝上混于其他卡片中，让患者找出正确的卡片以加强短时记忆。若患者表现出迟疑、错误时，不否定、不责怪患者，多给予患者鼓励 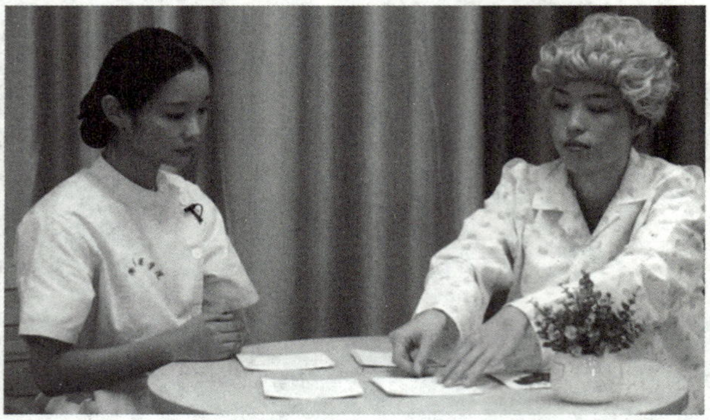 图 2-1-8　短时记忆训练
实施小结	(1)带领患者回顾本次活动，表扬患者积极训练等良好的表现 "爷爷，我们记住了这么多水果，您表现得很棒！" (2)提醒患者下次活动的地点和时间 "爷爷，那我们今天就到这里，明天下午 2 点还在这个房间再次进行训练，好吗?"
整理记录	(1)指导和陪同患者整理训练用物 (2)洗手，记录患者训练过程中的表现、活动效果等
注意事项	(1)操作前充分沟通，了解患者的生活习惯，根据患者的记忆力情况、兴趣、文化水平等制定训练方案 (2)训练过程中，若遇上患者存在负面情绪，如不想参加，应该先中断，观察几分钟后若仍然不愿意配合可终止训练 (3)训练方案难度需适中，避免因难度过大而产生焦虑情绪。每次训练的信息内容由少变多，由简单变复杂

【演一演】

　　围绕情景导入，大家分角色扮演，选择一种或两种方法给失智症患者实施记忆力训练。

【任务拓展】

　　请围绕案例为该患者制定记忆力训练照护方案。

任务四 计算力训练

情景导入 李爷爷,75岁,初中文化,工人,已退休,2年前被诊断为"阿尔茨海默病"。其老伴于5年前去世,育有一儿一女。近半年出现对数字不敏感,李爷爷去超市时常弄错物品的价格、算错账或付错钱,最后连最简单的计算也不能完成。

【任务目标】

1.知识与技能目标:能说出计算力训练的方法及要点;能为失智症患者实施个性化的认知功能促进训练。

2.过程与方法目标:通过案例分析法,锻炼自主探究、收集与查找资料的能力,提高促进失智症患者训练的能力,增强团队协作能力。

3.情感态度与价值观目标:培养创新能力,培养责任心、耐心、爱心,体现人文关怀。

【任务分解】

计算力障碍影响失智症患者日常生活,通过让患者计算简单的加减乘除,或者模拟买卖物品的情景等计算力训练提高脑细胞的运动能力,增强运用大脑计算数字的能力和速度,进而促进患者认知功能及提高患者生活质量。本任务包括计算力训练相关的基本概念、常用方法及计算力训练实施。

【任务实施】

一、基本概念

计算力障碍是指不能完成以往能完成的简单计算,计算能力下降。

二、常用方法

(一)算术法

计算力训练常使用患者较为熟悉和感兴趣的素材让患者计算总和或差,常见的素材如麻将牌、扑克牌等。

(二)账目计算

可以让患者进行一些比较简单的家庭消费账目计算,如去菜场购买一些蔬菜后,让患者理清每种蔬菜花费多少钱,计算一共消费了多少钱,剩余多少钱。

【知识窗】

一种老人用数字方格积木认知训练工具

舒尔特方格是每个 $1cm \times 1cm$ 、呈 5×5 排列的 25 个方格(图2-1-9)。通过舒尔特方格的训练,有助于提高老年人专注力、计算力、记忆力、反应速度等。根据舒尔特方格发展了一种老人用数字方格积木认知训练工具,包括网格形底座、盖板和积木。具体训练方法:可将 25 块积木按顺序嵌入 5×5 的方格,请老人从 25 个数字中快速找出含有 3 的数字、3 的倍数;还可根据老人认知情况,调整训练难度,如请老人将双数(或单数)依次找出,按照从大到小的顺序排列插入底座;将 25 个积木的数字面全部任意摆放在 5×5 方格内,照护员和老人各抽取两块积木,将手中两个数字相减/加,将结果进行比较,谁的结果大谁赢。通过上述训练,可提高老人的计算力、专注力、视觉搜索能力等。

图 2-1-9　认知训练工具
网格形底座俯视图

三、计算力训练实施

根据案例情景,对失智症患者进行计算力训练。表2-1-4为计算力训练的简要流程及操作要点。

2-1-6　计算力训练

表 2-1-4　计算力训练

流程	操作要点
任务分析	(1)主要问题 ①计算力障碍:不能计算加减 ②日常生活能力下降:买东西金额计算错误,外出购物不便,不能独立生活 (2)主要训练措施及目标 通过计算力训练来提高患者的计算能力,提高日常生活能力
核对、解释	核对床号、姓名,向患者及其家属解释操作目的、过程及配合事项
准备	(1)用物准备:彩色数字卡片 (2)环境准备:安静、整洁、患者熟悉,结合患者兴趣爱好布置 (3)照护员准备:衣帽鞋穿戴整齐,熟悉患者的状况与表现,为患者准备好计算力训练方案 (4)失智症患者准备:身体状况良好,情绪稳定,能够配合照护员引导的训练

续表

流程	操作要点
实施	(1)照护员自我介绍 "爷爷,您好,我是您的照护员小兰。您今天感觉怎么样,还好吗?" (2)当次活动介绍 "爷爷,我们今天来做一个有趣的游戏,可以提高您的计算力。" (3)开展的活动内容及程序 ①数字再认(图 2-1-10):照护员与患者坐在安静、舒适的训练室内,照护员从一堆扑克牌中随机找出一张:"爷爷,您知道这是多少吗?" • 如果患者能够答对,则抽取下一张扑克让患者识别 • 如果患者回答错误,则要耐心地告诉患者这个数字是多少,引导复述认识错误的数字。"爷爷,您看,这张扑克牌上面的数字像不像一面小红旗,这是 4,来,您可以跟着念。" 图 2-1-10　数字再认 ②算术法:"好,爷爷,现在您已经告诉我这两张牌的数字了,接下去您能帮我算一下这两张牌加起来是多少吗?" • 若患者迟疑、算错,不否定,不打击其信心和积极性,多鼓励 • 计算难度:先设置 10 以内的加减法,待患者计算能力有所提高时,再适当调整计算的难度
实施小结	带领患者回顾当次活动所能达到的程度,表扬患者积极训练的表现:"爷爷,我们能计算 10 以内的加减法了,您今天表现得很好。" 提醒患者下次活动的地点和时间:"爷爷,我们今天就到这里,明天早上 10 点还在这个房间,我们再次进行训练。"
整理记录	(1)指导和陪同患者整理训练用物(图 2-1-11) 图 2-1-11　用物整理 (2)洗手,记录患者的表现、情绪状况、活动效果等

续表

流程	操作要点
注意事项	（1）操作前评估患者的身体、情绪、认知等情况，确定患者计算力障碍对患者独立生活的影响程度 （2）训练过程中多用鼓励的语言，观察患者反应，若有不耐烦或烦躁的情况，耐心引导或及时停止，调整方案 （3）训练方案难度需适中，避免因难度过大而产生焦虑情绪。每次计算训练由简单变复杂，内容由少变多

【演一演】

围绕情景导入，设计一些与日常生活有关的内容让患者计算，例如买东西后结账，给失智症患者实施计算力训练。

【任务拓展】

请同学们围绕案例绘制对该患者实施计算力训练的思维导图。

任务五 思维能力训练

情景导入　王奶奶，55岁，小学文化，农民，已退休，育有一3年前被诊断为阿尔茨海默病。近两个月以来，患者出现思维迟缓，言语单调，说的话有时让人难以理解，甚至语无伦次，听完一件事情后，概括不了事情的主要内容，常常闷闷不乐，对亲友也表现出十分冷漠。外出时，需要照护员陪同。

【任务目标】

1.知识与技能目标：能说出思维能力训练的方法及要点；能为失智症患者实施个性化的思维能力训练。

2.过程与方法目标：通过案例分析法，锻炼自主探究、收集与查找资料的能力，提高促进失智症患者训练的能力，增强团队协作能力。

3.情感态度与价值观目标：培养责任心、耐心、爱心，体现人文关怀。

【任务分解】

失智症患者在一定程度上存在思维能力衰退，造成患者社会适应不良，影响日常生活。通过对思维能力进行训练，改善患者认知功能及提高社会适应性，提高患者生活质量。本任务包括思维能力训练的基本概念、常用方法及实施思维能力训练。

【任务实施】

一、基本概念

思维能力是人脑对客观事物间接的、概括的反映能力。人的大脑思维能力会随着年龄的增长而衰退,严重时出现思维障碍。

二、常用的方法

(一)物品归类法

给失智症患者展示一些日常生活中的清单、实物、图片等,要求患者进行归纳分类。

(二)文字接龙

文字接龙的方式有成语接龙、句子接龙、字头接龙、字尾接龙等,以此来提高患者的想象力及语言表达能力。例如字尾接龙从"开心"的"心"接"心情",接着由"情"接"情感",如此接下去;又如感动→动手→手足→足跟→跟踪→踪迹→迹象→象牙……字头接龙,如以"工"字接龙,工作→工人→工厂……句子接龙时,照护员先说一句话,如"我去商城买了衣服",患者接该句子的最后一个词,并用这个词重新造句,如"衣服很暖和",接着最后一个词"暖和"继续下去。

【知识窗】

计算机辅助认知训练

随着科技的发展,认知训练不再局限于传统的人工干预。计算机辅助认知训练作为一种非侵入性的方式,具有简便易行、经济有效的特点,已在认知训练中发挥重要的作用。计算机辅助认知训练是通过图片、动画或视频等形式对患者实施训练,可以根据患者的兴趣爱好、认知障碍程度设计电脑程序,达到灵活多样的认知康复效果。另外,计算机系统运用现代科学技术,可对患者进行远程监控,为行动不便的患者提供了训练的途径,提高了训练效率,为认知干预的大规模推广提供了可能性,使更多的认知功能障碍患者得到及时有效的治疗。

三、思维能力训练实施

根据案例情景,对失智症患者进行思维能力训练。表2-1-5为思维能力训练的简要流程及操作要点。

2-1-7 思维
能力训练

表 2-1-5　思维能力训练

流程	操作要点
任务分析	(1)主要问题 ①思维能力下降障碍：思维迟缓，语言表达逻辑混乱，概括不了事情的主要内容 ②情绪状况：不喜欢与人交流，情绪低落 ③日常生活能力下降：不能独立生活 (2)主要训练措施及目标 通过思维能力训练来提高患者的思维能力，改善情绪状态，提高日常生活能力
核对解释	核对患者床号、姓名，向患者及其家属解释操作目的、过程及配合事项
准备	(1)用物准备：彩色水果、蔬菜、动物卡片 (2)环境准备：安静、整洁、熟悉，结合患者兴趣爱好进行布置 (3)照护员准备：穿戴整齐，熟悉患者的状况与表现 (4)患者准备：身体状况良好，情绪稳定，能够配合照护员的引导
实施	(1)照护员自我介绍 "王奶奶，您好，我是您的照护员小高。今天感觉怎么样？还好吗？" (2)当次活动介绍 "奶奶，我们今天来做一个有趣的游戏，这个游戏会帮助我们提高思维能力。" (3)开展的活动内容及程序 • 照护员将彩色水果、蔬菜、动物卡片摆在桌子上 　"奶奶，您可以将这些卡片按水果、蔬菜、动物的分类进行摆放吗？"（图 2-1-12） • 如果患者选错了卡片，则要耐心告诉患者 　"奶奶，您看，这是土豆，是蔬菜，我们把这张图片和其他蔬菜放一起。" 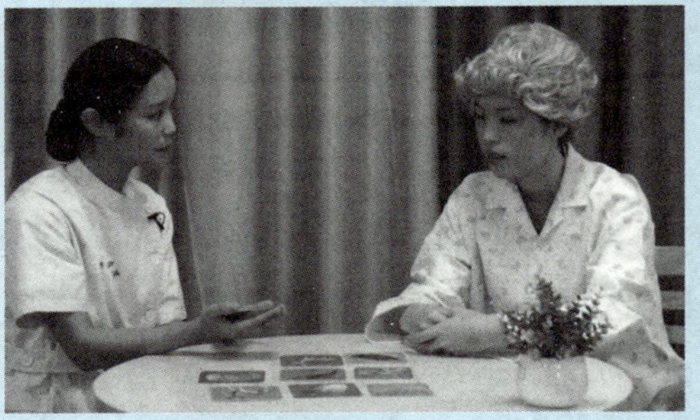 图 2-1-12　卡片分类 • "奶奶，我们再来玩一个接龙游戏。我先说一句话，您用该句子的最后一个词重新造句，您明白吗？" 　"好。我去商城买了水果。奶奶，现在该您接龙了。"——"水果真好吃。" 　"我最喜欢的水果是柠檬。"——"柠檬酸酸的。"
实施小结	(1)带领老人回顾当次活动所能区分的物品及接龙的轮数，表扬患者积极参与训练 "奶奶，我们能区别蔬菜、水果和动物了，您还进行了三轮的接龙游戏，您今天表现得很棒！" (2)提醒老人下次活动的地点和时间。"奶奶，那我们今天就到这里，明天下午 2 点还在这个房间我们再次进行训练。"
整理记录	(1)指导和陪同患者整理训练用物 (2)洗手，记录患者的表现、情绪状况、活动效果等

续表

流程	操作要点
注意事项	（1）操作前评估患者的身体、情绪、认知等情况,确定患者思维能力障碍对患者独立生活的影响程度 （2）训练过程中多用鼓励语言,观察患者反应,若有不耐烦或烦躁的情况,耐心引导或及时停止,调整方案 （3）避免或减少患者在训练中的紧张、焦虑或依赖的情绪

【想一想】

围绕情景导入,假设你是照护员,患者出现不想参与训练时,你会与患者如何沟通?

【任务拓展】

请同学们围绕案例进行角色扮演,为该患者实施思维能力训练。

任务六　手工旧物改造

【任务目标】

1.知识与技能目标:能说出手工活动的常见类型及作用;能引导失智老年人参与手工活动,改善认知功能。

2.过程与方法目标:通过探究-研讨式学习,引发独立思考的能力,能根据失智老年人个体化情况实施手工活动。

3.情感态度与价值观目标:培养责任心、耐心、爱心,激发创造力。

【任务分解】

手工活动简便易于实施,对活动场地没有特殊要求,且能锻炼失智老年人的动手能力,开发智力,发挥想象力,使其获得满足感,达到改善精神状态、延缓认知障碍进展的目的。因此,非常适合轻、中度失智老年人。本任务包括手工旧物改造概述、注意事项、常用方法及其他手工活动。

【任务实施】

一、手工旧物改造概述

手工旧物改造活动能充分发挥失智老年人的动手能力,又能引导失智老年人动脑思考，既锻炼失智老年人的手眼协调能力，又增强失智老年人的自信心，使其不再认为自己是无用的人，提高自我价值感，进而精神状态得到极大的改善。长期手工活动，可以达到延缓认知功能障碍、提高生活质量的目的。

二、手工旧物改造示例

如图 2-1-13 所示的旧衣服改造成地垫、如图 2-1-14 所示的洗涤剂瓶子改造成花盆、如图 2-1-15 所示的奶粉罐改造成笔筒及如图 2-1-16 所示的牛仔裤改造成储物袋。只需留心，生活中的废旧物品很多可以拿来改造。

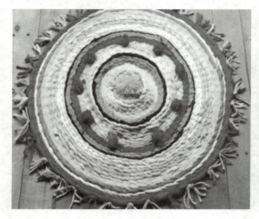
图 2-1-13　旧衣服改造成地垫

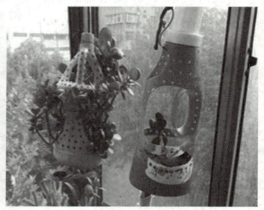
图 2-1-14　洗涤剂瓶子改造成花盆

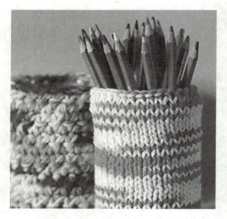
图 2-1-15　奶粉罐改造成笔筒

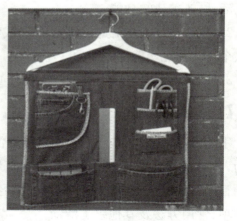
图 2-1-16　牛仔裤改造成储物袋

三、其他手工活动

如图 2-1-17 所示的蔬菜水果拓印，利用平时常见的蔬菜、水果做模型，在表面涂上各种颜色，发挥创意，在纸上创造出不同的拓印作品。蔬菜水果拓印活动可以使老年人手部关节得到锻炼,制作过程中的活动还可以提高老年人的注意力、记忆力、执行能力;如图 2-1-18 所示的刺绣类活动,既可以让他们放松心情,改善精神状态,还可以培养他们的耐心和专注力,改善理解力,发挥创造力,但要注意尖锐物品的安全防护和避免长时间低头刺绣损伤颈椎和腰椎;如图 2-1-19 所示的石头画,依照石头的大小形态在石头表面创造出图画,因其色彩鲜明、图画多样、立体逼真而赢得老年工艺爱好者的喜爱。

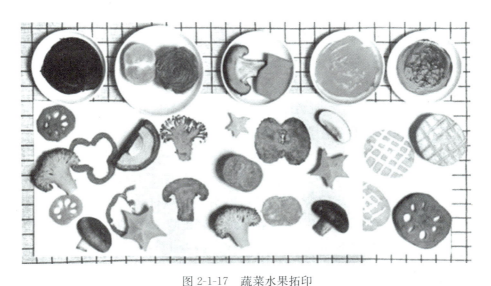

图 2-1-17 蔬菜水果拓印

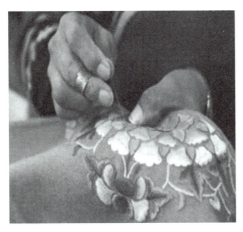

图 2-1-18 刺绣类活动

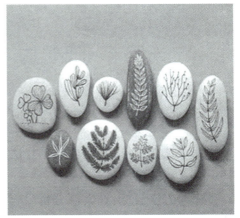

图 2-1-19 石头画示例

四、注意事项

1.提前与老年人及其家属做好沟通、交流。态度要温和、热情、真诚,注意尊重隐私及保密,取得老年人的信任后再开展手工活动。

2.了解老年人的过往经历,在活动中充分发挥老年人的爱好、特点、特长等,这样能起到事半功倍的效果。

3.活动过程中多用鼓励、夸赞的语言引导老年人进行思考,帮助老年人建立自信心,恢复对生活的兴趣。

4.初次接触选择难度较低的手工活动,根据老年人的适应程度逐渐由易到难,由简及繁。

5.针对一侧肢体偏瘫的老年人,活动设计时尽量多锻炼偏瘫侧肢体。

6.手工活动要长期坚持,不断创新。

【想一想】

张奶奶,82岁,轻度失智,听力尚可,视力较差,年轻时做过裁缝,照护员能不能推荐张奶奶缝制布娃娃的手工活动? 为什么?

【任务拓展】

王奶奶,70岁,中学退休老师,与老伴同住,动手能力很强,把家里布置得井井有条。近2年出现健忘症状,经常忘记自己说过的话、出门要办的事、做菜忘记放盐或多次放盐等,不能有序安排家庭日常生活。1年前诊断为轻度阿尔茨海默病,MMSE评分为23分。不能接受患病现实,整日闷闷不乐,不再收拾搞卫生。脾气越来越差,常常与老伴吵架。近期社区开设了日间照料中心提供助餐服务,王奶奶和老伴中午过来就餐后,参观活动室表示很喜欢,对活动室内陈列的手工艺品爱不释手。

请同学们为王奶奶设计一项手工活动。

任务七　音乐疗法

【任务目标】

1.知识与技能目标:能说出音乐疗法的实施类型;能对失智老年人运用音乐疗法维持其思维及判断功能。

2.过程与方法目标:在案例分析、情景模拟过程中,能够根据失智老年人特点实施个性化音乐疗法。

3.情感态度与价值观目标:具有爱老、敬老的精神;培养创新精神。

【任务分解】

音乐疗法以其简单、经济、安全、有效的特点,备受国内外医护人员的关注和青

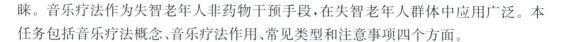

睐。音乐疗法作为失智老年人非药物干预手段,在失智老年人群体中应用广泛。本任务包括音乐疗法概念、音乐疗法作用、常见类型和注意事项四个方面。

【任务实施】

一、音乐疗法

美国音乐疗法协会(American Music Therapy Association,AMTA)对音乐疗法主要强调了三层含义:①音乐疗法是一个包括评估、建立短期和长期的治疗目标、制订治疗计划并实施、进行疗效评价的系统干预过程;②利用与音乐有关的各种活动形式作为手段,如听、唱、器乐演奏、即兴创作等,还有舞蹈美术等各种艺术类活动;③在治疗过程中必须包括有音乐活动的内容、治疗对象和治疗师这三个因素。

二、音乐疗法对失智老年人的作用

音乐疗法通过声波和愉快的旋律,提高大脑供血量,刺激人体感官,有效调节人体内的激素含量,改善失智老年人的情绪、记忆力、睡眠质量。同时,音乐疗法注重挖掘创造力及潜能,使失智老年人激越行为发生频率下降,认知功能得到改善,自我生活能力得到提高,改善其生活质量。团体音乐治疗还具有促进失智老年人社会化能力、交流能力以及人际关系的发展的效果。

三、音乐疗法的类型

音乐治疗师实施歌唱、歌曲朗诵及歌曲再造活动,促进治疗对象身心获得康复机会的方法。

1. 歌唱法:通过使音乐治疗对象聆听适合的音乐并跟唱,促进其身心功能康复的方法。歌唱法可根据音乐治疗对象身心状况等,实施简单的音符发声训练。

2. 歌曲朗诵法:通过配乐引导治疗对象进行歌词或诗歌朗诵,促进音乐治疗对象身心功能康复的方法。

3. 歌曲再造法:通过使音乐治疗对象聆听歌曲,实施歌曲的讨论和再创造体验,促进老年人身心功能获得康复的方法。

【知识窗】

基于传统戏曲的结构式团体干预应用于失智老年人效果研究

一项研究显示,基于传统戏曲的结构式团体干预12周后,能够使失智老年人的认知功能得到改善,精神行为症状出现的比率降低,生活质量获得提升。

(引自:陈昕.基于传统戏曲的结构式团体干预应用于失智症老年人效果研究

[D]. 杭州：杭州师范大学，2019.）

四、音乐疗法注意事项

1. 活动时间宜选择在上午 9—11 时或下午 3—5 时。

2. 室内温度不要过冷或过热，一般在 22～26℃。

3. 每次活动时间控制在 40～60min 为宜。

4. 照护员要掌握音乐聆听法实施步骤及注意事项，并具有组织音乐疗法活动的能力。为有效进行歌曲讨论环节，音乐治疗师要与老年人提前建立相互信任的关系，给予其足够的安全感。

5. 练习前后不要进食刺激性食物，饮食不要过饱。

【议一议】

刘奶奶患有失智症，性格内向，不愿参与音乐活动，作为照护员，你可以采取什么措施，使刘奶奶自愿加入音乐活动呢？

【任务拓展】

李奶奶，80 岁，某大学退休教授，早年丧偶，喜欢听音乐与绘画，平时会参加社区的演唱活动。1 个月前摔伤，导致股骨、胫骨骨折，入住养老机构。近日，李奶奶经常忘记刚发生的事情，情绪易低落，有时会出现找不到回房间路的情况，经诊断李奶奶患有轻度阿尔茨海默病。请运用歌唱法、歌曲再造法设计音乐疗法活动。

任务八　园艺疗法

【任务目标】

1. 知识与技能目标：能说出园艺疗法的日常实施类型；能对失智老年人运用园艺疗法，改善认知功能等。

2. 过程与方法目标：在案例分析、情景模拟过程中，了解园艺疗法的功效，学会运用园艺疗法。

3. 情感态度与价值观目标：学习认知促进训练的新技术，提升创新能力。

【任务分解】

对于失智症的治疗，除了传统医学，越来越多的目光关注到辅助医学疗法，其中园艺疗法越来越受到人们的重视，充分利用人与自然的亲密关系，使人在与植物互动中获得疗愈效益。本任务包括园艺疗法概念、起源与发展、园艺疗法的理论基础等。

【任务实施】

一、园艺疗法概念

根据美国园艺治疗协会（American Horticultural Therapy Association，AHTA）的定义：园艺疗法是对于有必要在身体以及精神方面进行改善的人们，利用植物栽培与园艺操作活动，从其社会、教育、心理以及身体诸方面进行调整更新的一种有效方法。我国清华大学李树华教授认为：园艺疗法是一种新型治疗方法，它是参与者通过园艺活动，了解植物及其生长环境，从而维持和恢复人的身心功能，提高生活质量的一种疗法。

园艺疗法是让人们在一定的条件下从事园艺活动，即对蔬菜、花卉、果树和观赏树木等植物进行栽培和管理，使人们在绿色的怀抱中得到情绪的恢复和精神的愉悦。园艺疗法包括治疗性的庭院设计和实际操作的园艺治疗活动。前者包括治疗性景观规划、园艺治疗活动的设计及植物的选择等，通过庭院设计产生欢愉、平和、轻松、自信、缅怀、导向等治疗效果；后者则通过实际操作可以达到锻炼身体、提高免疫力以及树立自信、增强成就感的目的。

二、园艺疗法的起源与发展

园艺疗法大致可以分为三个时期。

1. 创立期：从 18 世纪到第二次世界大战，主要是通过自给自足的农耕生活达到恢复健康的目的，此时的主要对象是精神病患者。

2. 变动期：从第二次世界大战结束到 1970 年，主要用于战后受伤战士的恢复治疗，同时也成为职业教育的一种形式，人们对园艺疗法的解释和应用范围急速扩展，在大学中也出现了相关专业的设置。

3. 成长期：1970 年至今，以英国的园艺疗法协会（Society for Horticulture Therapy）、美国的国家园艺治疗恢复理事会（National Council for Therapy and Rehabilitation through Horticulture）的成立为标志；日本也从 20 世纪 70 年代开始在全国范围内进行推广，并编写了园艺疗法现状调查报告。

目前，中国对园艺疗法的实际应用还处于起步阶段，但悠久的园林园艺文化为我国发展园艺疗法创造了极好的文化氛围和环境，从 20 世纪末至今，几乎每年都有关于园艺疗法的书籍和相关文献出现，这也表明了园艺疗法在我国正进入快速发展阶段。

三、园艺疗法的理论基础

人与植物或自然间互动关系的理论主要有学习理论、文化理论、进化理论、超负荷与唤起理论等，见表2-1-6。

表 2-1-6　园艺疗法的理论基础

理论	内　容
学习理论	学习理论主张人们对植物有正向反应，这种反应主要来源于先前学习经验的影响。如玫瑰花的美丽和香气会给人带来美好、愉悦、放松的心情，下次再看到玫瑰花时，这种心情就会自然产生
文化理论	人们对环境元素的喜好受到成长背景、社会环境与文化的影响，人们会尝试恢复或回到儿时环境中，借此解释人们对某种特定环境有喜好或厌恶感受的原因
进化理论	人们对植物的反应来自进化的结果，人类对植物、水、石头等自然元素的组合，多属于正面情绪的回应，因为远古的人类到树上摘果实吃、走进林中小径多有安全及直觉意识上的欢喜感，并以此生存，演化至今
超负荷与唤起理论	都市环境会造成人类感官系统的疲乏或激发身体及心理层面的兴奋，而自然环境和景观可有效减轻压力刺激

四、园艺疗法的功能

园艺疗法主要从认知、心理、社会和身体4个方面发挥作用，所有年龄段的人群都可以从中获益。

1. 认知能力的改善：园艺疗法可以提高人的认知功能，改善记忆力，通过园艺活动提高人的注意力和专注度。植物的颜色、气味、质地等感官刺激和精神刺激，可以维持老年人的认知功能水平。通过园艺活动，如在秋天采摘，可以提高失智症患者感知现实生活的能力，找回自我；通过种植熟悉的植物，刺激长期记忆能力。

2. 心理方面的益处：减少压力、减轻抑郁、降低焦虑、改善心情，让人冷静和放松。提高自尊、自信、稳定感、成就感和自我满意度，从而改善生活质量，提升幸福感。

3. 社会性益处：园艺疗法提供了一种更健康的社交活动方式，加强人与人的互动，改善社交能力，提高团体的凝聚力，提高社交能力。

4. 身体的益处：从事适度的园艺活动，如播种、定植、浇水、整枝、采收等，维持和改善身体健康水平，改善小肌肉群和大肌肉群的运动技能，提高手眼协调能力，从而促进身体健康。

【知识窗】

园艺疗法能够有效改善高龄老年人血压

园艺疗法对高龄老人的降压效果与两方面因素有关：一是园艺疗法中不同形式

的行为活动能够增加老人的运动量,抓取、弯曲、伸展、移动、站立、浇水、裁剪、绘图、拼贴等动作简单易操作,有助于高龄老人进行长时间的有氧运动,促进其血管收缩平衡,改善动脉弹性。二是人体精神状态对血压的影响。园艺疗法中的植物种植以及植物相关手工制作,能够满足人们对植物的生理性依赖。绿色环境有利于缓解负性情绪,使老人心情愉快,可以有效降低交感神经唤醒水平,影响自主神经的支配功能,从而达到血压控制的作用,保持老人血压稳定和脉搏平缓。

（引自:王崑,张莹莹,张晓飞,等.园艺疗法对养老机构高龄老年人血压及幸福感的影响[J].护理研究,2020,34(6):1109-1111.)

五、常用方法

失智老年人进行园艺疗法的目的一般分为康复和娱乐两种,根据活动内容可以分为室外和室内两种。

(一)疗愈性庭院

参观疗愈性庭院、植物园、花园、花展等。参观过程中,植物茎叶花的色、形、味会刺激观赏者的视觉、嗅觉和触觉,环境中的虫鸣、鸟啼可以刺激人的听觉,从而延缓器官的衰老、认知功能的衰退。

(二)园艺活动

室内外园艺活动,如种植花草、植物移栽、浇水施肥、景观维护等。此类活动可以让老年人进行全身性运动,锻炼身体的协调性,强化运动功能,从这个意义上来讲,也可以延缓衰老。长期参加园艺活动的老年人置身于花园、菜园等环境中,可以放松精神、缓减疲劳,同时劳作中投入大量的精力,可以使老年人暂时摆脱悲观情绪,抑制冲动,因此可以消除急躁感,有效控制情绪。

(三)室内手工活动

包括简易种植、手工艺品制作(如人造花、植物美术拼贴、干燥花、压花等)。

手指上穴位和神经末梢密集,多活动手指可以健脑,促进大脑血液循环,但要注意时间不要过长,也不要在昏暗灯光下做手工,以防伤眼,同时注意避免剪刀等尖锐物品伤及老人。

【议一议】

查阅资料,解释园艺活动与园艺疗法的区别。

【任务拓展】

李爷爷,80岁,退休干部,早年丧偶,子女皆在国外。罹患阿尔茨海默病3年,入住养老机构2个月。入住养老机构以来,喜欢待在屋子里,很少参加机构组织的活动,从不主动、也不喜欢和他人长时间交谈。记忆力下降明显,情绪易低落,喜欢看军旅题材的影视剧,无其他兴趣爱好。

请为其安排园艺活动,促使李爷爷融入机构生活,增强沟通能力。

【项目总结】

认知功能促进包括多个方面(图 2-1-20),有意义的认知训练活动有助于失智老年人生理、心理、社会功能的维持和改善。一项好的认知训练活动不仅能够协助失智老年人的身心功能得到适当的训练,更能让失智老年人在训练活动中获得自信,并最大限度发挥其残存能力。

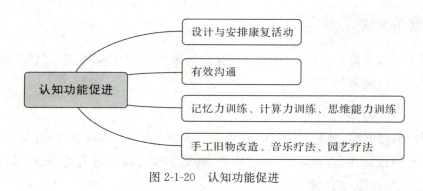

图 2-1-20　认知功能促进

【同步训练】

一、选择题

1. 以下哪一项活动属于作业康复训练活动　　　　　　　　　　　　　(　　)

A. 手工旧物改造　　　　　B. 记忆力训练　　　　　C. 定向力训练

D. 音乐疗法　　　　　E. 思维能力训练

2. 失智老年人进行康复活动的意义是　　　　　　　　　　　　　　　(　　)

A. 恢复独立生活、学习和工作的能力　　　　　B. 恢复记忆力

C. 开发智力　　　　　　　　　　　D. 改善生理、心理和社会功能

E. 改善情绪

3. 为入住养老机构的老年人开展音乐疗法活动,不需要提前征询(　　)的意见
　　　　　　　　　　　　　　　　　　　　　　　　　　　　　　　　(　　)

A. 康复师　　　　B. 照护员　　　　C. 家属　　　　D. 朋友　　　　E. 亲戚

4. 以下对歌唱法的说法正确的是　　　　　　　　　　　　　　　　　(　　)

A. 对于不熟悉的歌曲,也一定要让老年人一次性唱完

B. 对于发声存在一定障碍的老年人,要求其发音清楚地歌唱

C. 对于不热爱唱歌的老年人,也要让其配合进行

D. 对于喜爱唱歌的老年人,歌唱法可以促使其身心放松

E. 选择难度较高的歌曲进行学习

5. 对于老年痴呆患者,下列哪项不是思维障碍的表现　　　　　　　　（　　）

A. 无法完成简单计算

B. 观看电视小短片后,概括不出中心思想

C. 迷途忘返

D. 不遵守交通规则,横穿交通要道

E. 在家找不到自己的房间

6. 失智老年人与精神和情绪有关的症状有　　　　　　　　　　　　（　　）

A. 幻觉　　　　　B. 重复　　　　　C. 激越　　　　　D. 错认　　　　　E. 妄想

7. 与失智老年人进行语言沟通的技巧包括　　　　　　　　　　　　（　　）

A. 抑扬顿挫　　　　　　　B. 音量较大　　　　　　　C. 指令简单

D. 少问闭合性问题　　　　E. 一次提多个问题

8. 下面哪一项记忆不是按照时间分类的　　　　　　　　　　　　　（　　）

A. 瞬时记忆　　B. 工作记忆　　C. 短时记忆　　D. 长时记忆　　E. 感觉记忆

9. 失智症的早期突出症状是　　　　　　　　　　　　　　　　　　（　　）

A. 智力障碍　　B. 计算力障碍　　C. 记忆力障碍　　D. 情感障碍　　E. 行为异常

10. 下列引导话术中合理的是　　　　　　　　　　　　　　　　　　（　　）

A. 下面都得听我的,懂吗

B. 张奶奶,现在立刻把桌子收拾好

C. 这个数字您认识吗,老头

D. 请您把那个数字2的卡片拿出来好吗

E. 你到底会不会听指令

11. 关于数字失认训练,正确的选项为　　　　　　　　　　　　　　（　　）

A. 用录音机听日常生活中熟悉的声音并回答

B. 默念动作步骤

C. 刺激患者身体某一部位,让其说出该部位的名称

D 准备一些标有数字和加减法的卡片,让老人反复学习、朗读

E. 准备乘法、除法等高难度卡片

12. 张奶奶,92岁,MMSE评分7分。入住机构后,照护员发现老人总是不停地用手在桌子上划来划去。下列选项中最适合张奶奶的认知康复方案是　　　（　　）

A. 绘画活动　　C. 手工粘贴　　B. 太极拳活动　　D. 看老照片　　E. 唱歌

13. 赵奶奶,75岁,纺织工人,已退休,与老伴同住,动手能力强,家里布置得井井有条。近两年出现健忘症状,经常忘记自己说过的话、出门要办的事,做菜忘记放盐或多次放盐等,不能有序安排家庭日常生活。半年前被诊断为轻度阿尔茨海默病。下列哪项认知功能促进活动最适合赵奶奶参加　　　　　　　　（　　）

A. 编织坐垫　　B. 学养鱼　　C. 下象棋　　D. 学弹扬琴　　E. 穿脱衣

14. 以下哪项不是园艺疗法运用的主要理论　　　　　　　　　　（　　）

A. 学习理论　　　　　　B. 文化理论　　　　　　C. 激励理论

D. 进化理论　　　　　　E. 超负荷理论

15. 与失智老年人沟通时应　　　　　　　　　　　　　　　　　（　　）

A. 不要离老年人太近

B. 一边玩手机,一边回答老年人提出的问题

C. 老年人重复提问时不理会

D. 态度要温柔

E. 重复提问

16. (多选)记忆力训练中调整环境的方法包括哪些　　　　　　　（　　）

A. 放置常用物品的位置需固定　　B. 尽量简化环境

C. 多布置老照片,使患者多回忆　　D. 用醒目而有效的标志提醒患者

E. 放置鲜花

17. (多选)下列关于记忆的说法哪些是正确的　　　　　　　　　（　　）

A. 能记住经历过的事情,并能在以后再现或回忆

B. 能记住重要的事情

C. 记忆是过去经验在头脑中的反映

D. 能记住将来要实现的活动或意图

E. 记忆不会遗忘

18. (多选)以下选项不属于园艺的是　　　　　　　　　　　　　（　　）

A. 果树园艺　　B. 蔬菜园艺　　C. 观赏园艺　　D. 大田种植　　E. 花卉园艺

19. (多选)园艺疗法的特点包括　　　　　　　　　　　　　　　（　　）

A. 无副作用　　　　　　B. 花费少,效果好　　　　　C. 多在户外进行

D. 起到主要治疗作用　　E. 不会让老人生厌

20. (多选)失智老年人康复活动的设计理念是　　　　　　　　　（　　）

A. 个性化和标准化相结合　　　　　　B. 独立活动与群体活动相结合

C. 传统医疗和现代医疗相结合　　　　D. 家庭和社会相结合

E. 以提高老年人的独立性和自理能力为目标

21.（多选）康复活动设计的原则有 （ ）

A. 活动步骤简明 B. 老人喜欢 C. 有一定挑战性

D. 内容积极向上 E. 容易操作

22.（多选）康复活动设计的流程包括 （ ）

A. 分析健康问题 B. 确定活动目标 C. 设计活动流程

D. 做好活动准备 E. 评价活动效果

23.（多选）失智老年人的妄想症状的类型有 （ ）

A. 被偷妄想 B. 被害妄想 C. 嫉妒妄想 D. 被遗弃妄想 E. 焦虑妄想

24（多选）与失智老年人沟通的"三不"原则是指 （ ）

A. 不否定 B. 不阻止 C. 不争辩 D. 不责备 E. 不放弃

25.（多选）与失智老年人沟通需要注意 （ ）

A. 可采用图片、照片帮助理解

B. 老年人情绪不稳的时候照护员可以离开

C. 老年人情绪不稳时要立即予以安慰和抚触

D. 必要时可以对老年人说善意的谎言

E. 可以指责、训斥老人

二、案例分析题

王奶奶,80岁,退休工人,早年丧偶,喜欢听音乐。已患高血压2年。半年前突发脑梗死,经治疗除身体体能变弱无后遗症,现入住养老机构。近来经常忘记刚发生的事情,情绪低落,经诊断王奶奶患有轻度阿尔茨海默病。请利用歌曲法为其设计适宜的音乐治疗活动。

【1＋X考证要点】

1.康复活动设计原则与要素

2.记忆力训练、计算力训练、思维能力训练的方法

3.记忆的分类、记忆障碍的类型

4手工旧物改造、音乐疗法、园艺疗法

5认知促进训练的流程及注意事项

【参考答案】

单选题 1～5. ADDC 6～10. CCBCD 11～15. DAACD

多选题 16. ABD 17. ACD 18. DE 19. ABC 20. ABCDE 21. ABCD

22. ABCDE 23. ABCD 24. ACD 25. ACD

（张沛情、王航赛、许海莲）

项目二　功能康复

项目聚焦　随着国民经济及医疗卫生事业的发展，人们健康水平不断提高，人的平均寿命逐渐延长，我国已经进入老龄化国家。由于老年人常存在功能退化、慢性病多等问题，往往会使老年人失去生活自理能力，给家庭、社会带来极大的负担。因此，老年人的功能维持和康复促进显得尤为重要，应尽快提升优质护理服务，充实老年护理队伍，缓解老龄化带来的社会问题，使老年人的生活更健康、更有质量。

情景导入　徐奶奶，75岁，突发左侧肢体乏力一天入院。患者晨起出现左侧肢体乏力，左上肢持物不稳，动作笨拙，左下肢行走不稳，伴口角歪斜，无恶心、呕吐，无四肢抽搐。入院诊断为脑梗死，经治疗后生命体征稳定。为求进一步恢复，遂转康复科治疗。

经系统康复治疗4个月后，患者左侧肢体功能明显改善，检查：神志清，精神可，左上肢肌力3^+级，左下肢肌力4级，Brunnstrom分级：上肢Ⅴ级，手Ⅴ级，下肢Ⅴ级，左侧肘关节不能完全伸展，Barthel指数70分，MMSE评分21分。

目标描述　通过本项目的学习，学生能为失能、失智老年人展开功能康复训练，包括指导翻身、穿脱衣训练、关节活动训练、认知干预等。通过案例分析法，锻炼自主探究、收集与查找资料的能力，提高促进失能、失智老年人训练的能力，培养责任心，关心关爱老年人。

任务一　偏瘫康复技术

【任务目标】

1. 知识与技能目标：能说出造成偏瘫的常见疾病，能使用正确的偏瘫肢体康复训练方法，能独立完成失能、失智老年人日常生活活动照护和指导。

2-2-1　课件

2. 过程与方法目标：通过案例分析、情景模拟过程，采用分组练习的方法，有针对性地开展失能、失智老年人康复训练及日常生活活动能力指导。

2-2-2　微课

3. 情感态度与价值观目标：体会敬老的重要性，培养责任心、耐心、爱心，体现人文关怀。

【任务分解】

偏瘫（hemiplegia）又叫半身不遂，是由于脑组织出血或缺血等原因造成的急性脑血管病的常见症状。脑血管病发生后，根据脑组织受损的程度不同，临床上可有相应中枢神经受损的表现。

常见的功能障碍有偏身感觉障碍、运动障碍、偏盲，可以合并吞咽功能障碍、交流功能障碍、认知功能障碍、心理障碍，以及肩部问题和大小便问题等，严重的可以出现四肢瘫痪、昏迷，甚至死亡。

偏瘫康复主要是针对上述功能问题进行相应的处理（图 2-2-1）。只有早期康复介入，采取综合有效的措施，并注意循序渐进和患者的主动参与，才能最大限度地减轻其中枢神经受损的症状，为提高偏瘫患者的生活质量创造条件。造成偏瘫的病因有脑出血、脑梗死以及脑外伤等。

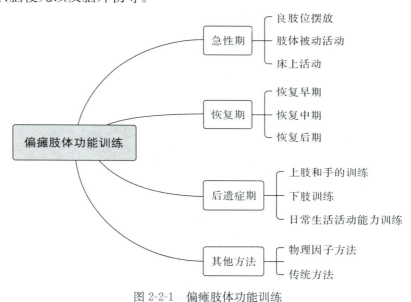

图 2-2-1　偏瘫肢体功能训练

Brunnstrom 技术认为，偏瘫的恢复几乎是一个固定的连续过程，这就是著名的恢复六阶段理论，见表 2-2-1。

【知识窗】

Brunnstrom 技术

Brunnstrom 技术是 20 世纪 70 年代瑞典物理治疗师 Signe Brunnstrom 创立的一套针对中枢神经系统损伤后运动障碍的治疗方法，主要依据患者运动功能恢复的各个不同阶段，提出了"恢复六阶段"理论，即肌张力由低逐渐增高，联合反应、共同运动、痉挛状态逐渐显著，随着共同运动的完成，出现分离运动、精细运动等，直至完全恢复正常。此技术利用各种运动模式诱发运动反应，再从异常运动模式中引导、分离出正常运动的成分，达到恢复患者运动功能的目的。

表 2-2-1　偏瘫恢复六阶段

分期	阶段	肢体状态
Ⅰ期	弛缓阶段	患侧肌肉呈弛缓状态，肌张力消失
Ⅱ期	痉挛阶段	早期患者试图活动时出现不伴有关节活动的微弱肌肉收缩。后期患肢开始出现运动，这种运动伴随着痉挛、联合反应和共同运动的特点
Ⅲ期	共同运动阶段	痉挛程度加重，患者可以完成随意运动但始终伴随着共同运动的特点
Ⅳ期	部分分离运动阶段	痉挛程度开始减轻，运动模式开始脱离共同运动模式的控制，出现了部分分离运动的组合
Ⅴ期	分离运动阶段	运动模式进一步脱离共同运动的模式，出现了难度较大的分离运动的组合
Ⅵ期	协调运动阶段	痉挛消失，各关节可以完成随意运动，运动的协调性与速度接近正常

【知识窗】

痉　挛

痉挛（spasticity）是由于中枢神经系统疾病引起的，以肌肉的不自主收缩反应和速度依赖性的牵张反射亢进为特征的运动障碍，表现为肌肉高张力。

共同运动是指偏瘫患者患侧某肢体完成一项患肢活动时引发的该肢体整体发生不可控制的特定的运动模式，包括上肢屈曲模式、上肢伸展模式，以及下肢屈曲模式、下肢伸展模式。

联合反应是指当健侧肢体进行抗阻运动或主动用力时，诱发患侧肌群不自主的肌张力增高或出现运动反应。

分离运动模式是可以控制单个关节的运动方式。

【任务实施】

一、急性期的康复治疗

脑卒中急性期通常是指发病后 1～2 周，相当于 Brunnstrom 分期Ⅰ～Ⅱ期，又称为软瘫期，此时患者肢体从无主动活动到开始出现最微弱肌肉收缩，肢体无主动活动到肌肉张力开始恢复，并有弱的屈肌与伸肌共同运动。

康复治疗是在神经内科或神经外科常规治疗（包括原发病治疗、并发症治疗）的基础上，患者病情稳定 48 小时后开始进行的治疗。本期康复治疗的目标是通过被动活动和主动参与，促进偏瘫侧肢体肌张力的恢复和主动活动的出现，以及肢体正确的摆放和体位的转换（如翻身等），预防可能出现的压疮、关节肿胀、下肢深静脉血栓形成、泌尿系统和呼吸道的感染等并发症。

偏瘫侧各种感觉刺激、心理疏导，以及其他相关的床边康复治疗（如吞咽功能训练、发音器官运动训练、呼吸功能训练、认知干预等),有助于脑卒中患者受损功能的改善。同时,积极控制相关的危险因素(如高血压、高血糖、高血脂和心房纤颤等),做好脑卒中的二级预防。

(一)偏瘫的良肢位摆放

偏瘫急性期就要开始注意姿势的摆放,采用抑制异常运动模式的体位和抗痉挛。具体摆放要点:下肢屈髋屈膝、上肢肩胛骨向前,伸肘伸腕,见表 2-2-2 和视频 2-2-3 良肢位摆放。

2-2-3　良肢位摆放

表 2-2-2　偏瘫患者良肢位摆放

体位	摆放要求	图片展示
仰卧位 (图 2-2-2)	在肩胛后方放一软枕,纠正肩胛骨内收内旋,肩稍外旋,伸肘伸腕,手指伸展或握一毛巾卷,防止手指屈曲痉挛。下肢呈屈髋屈膝状态,可在膝关节下垫一软枕	图 2-2-2　仰卧位
健侧卧位 (图 2-2-3)	患肩前屈 90°左右,手平放于软枕上,伸肘、伸腕、伸指,患侧下肢屈髋屈膝,放于支持枕上使髋稍内旋,健侧下肢自然舒适放置	图 2-2-3　健侧卧位
患侧卧位 (图 2-2-4)	患肩前伸,避免患肩压力过大。伸肘,前臂旋后,腕指伸展,患侧下肢稍后伸屈膝,健侧下肢放于患肢前方,取舒适体位	图 2-2-4　患侧卧位

【做一做】

两位同学一组,尝试摆一摆偏瘫患者的良肢位。

(二)肢体被动活动

软瘫期患侧肢体主动活动消失或很弱,肌张力降低。肢体被动活动可以保持关节活动度,预防关节肿胀和僵硬,促进偏瘫侧肢体主动活动的早日出现。活动顺序为从近端关节到远端关节，一般每日 2～3 次，每次 5min 以上，直至偏瘫肢体主动活动恢复。

被动活动宜在无痛或少痛的范围内进行，以免造成软组织损伤。同时，日常照料应多位于患侧进行，通过视觉反馈和言语刺激，有助于患者的主动参与，刺激患侧恢复。多做肩关节外展外旋动作，防止肩胛带上提后缩和肩关节挛缩。

（三）床上活动

偏瘫患者床上活动方法见表 2-2-3。

表 2-2-3 偏瘫患者床上活动方法

目标活动	动作要领	图片展示
双手叉握上举运动	嘱患者 Bobath 握手（图 2-2-5），即双手叉握，偏瘫手拇指置于健手拇指掌指关节之上，在健侧上肢的帮助下，做双上肢伸肘，肩关节前屈、上举运动	图 2-2-5 Bobath 握手
翻身 2-2-4 翻身	向偏瘫侧翻身时，双手叉握、伸肘，肩前屈 90°，健侧下肢屈膝屈髋、足踩在床面上，头转向偏瘫侧，健侧上肢带动偏瘫侧上肢向偏瘫侧转动，并带动躯干向偏瘫侧转，同时健足踏在床面用力使得骨盆和下肢转向偏瘫侧；向健侧翻身时，动作要领同前，只是偏瘫侧下肢的起始位需他人帮助（图 2-2-6）	图 2-2-6 翻身
桥式运动 2-2-5 桥式运动	仰卧位，上肢放于体侧，双下肢屈髋屈膝，双足平踏于床面，伸髋使臀部抬离床面，并控制住，维持该姿势 5～10s。通常这一时期的患侧下肢需要帮助才能保持稳定（图 2-2-7）	图 2-2-7 桥式运动

二、恢复早期的康复治疗

偏瘫恢复早期（亚急性期）是指软瘫期后，瘫痪侧肌张力开始增高，出现痉挛，患者能主动活动肢体但多为共同运动，相当于 Brunnstrom 分期 Ⅱ～Ⅲ 期。一般为病后 2～4 周。这一时期康复治疗的目标是加强患侧肢体的主动活动，抑制肌痉挛，促进分离运动,避免异常运动模式。

(一)床边活动及离床准备活动

床头摇高长坐位[① 头部要直立;②躯干背后垫枕头(目的:保持躯干伸展);③髋关节尽量保持 90°屈曲,重量均匀分布于臀部两侧]30min 以上,患者不感觉头晕,即可开始床边坐,在治疗师或照护员的指导下帮助患者从侧卧位转为床边坐;功能较好的患者可尝试床边站,治疗师或照护员应站在患者的偏瘫侧,并给予其偏瘫膝一定的帮助,防止膝打软或膝过伸,要求双侧下肢同时负重,防止重心偏向一侧。

(二)床-轮椅转移(视频 2-2-6)

2-2-6 床-轮椅转移

患者坐于床边,双脚着地,穿防滑鞋子,躯干前倾。将轮椅推至患者健侧床旁,与床边呈 45°夹角,刹车,收起脚踏板。治疗师或照护员面向患者弯腰站立或坐位,双下肢分开位于患者患腿两侧,双膝夹紧患者患膝两侧并固定(图 2-2-8),双手抱住患者臂部或拉住腰部裤带,让患者尽量抱住协助者颈部(图 2-2-9),协助者挺直后背将患者拉起呈站立位(图 2-2-10)。患者站稳后以患者健侧足为轴慢慢旋转躯干,使患者背部转向轮椅,臀部正对轮椅(图 2-2-11),慢慢弯腰,平坐至轮椅上。帮助患者坐好,翻下脚踏板,将患者双脚放于脚踏板上,摆放良姿位,询问患者有无不适。

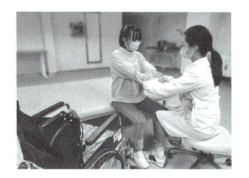

图 2-2-8 夹患膝

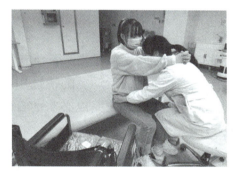

图 2-2-9 起立前准备

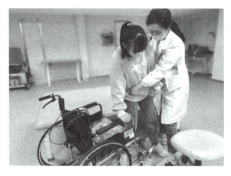

图 2-2-10 站立位

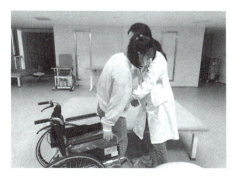

图 2-2-11 入座

【做一做】

两位同学一组，尝试操作偏瘫患者床-轮椅间的转移。

（三）起立床训练、早期重心转移训练

起立床训练：早期就开始起立床训练，可以预防直立性低血压，尽早使患肢负重，预防骨质疏松，获得直立的感觉刺激，通过反射机制诱发肌张力等。

早期重心转移训练：站立平衡训练，通过重心转移，进行站立位下肢和躯干运动控制能力训练，开始应有治疗师在偏瘫侧给予髋、膝部的支持，酌情逐步减少支持，注意在站立起始位双下肢应同时负重。

三、恢复中期康复治疗

脑卒中恢复中期一般是指发病后 4～12 周，相当于 Brunnstrom 分期 Ⅲ～Ⅳ 期。此期患者患肢肌肉痉挛明显，能主动活动患肢，共同运动达到顶峰，慢慢转为肌肉痉挛减轻，开始出现选择性肌肉活动。

本期的康复治疗目标是加强协调性和促进随意运动，并结合日常生活活动进行上肢和下肢实用功能的训练，抑制异常的肌张力。脑卒中患者运动功能训练的重点应放在正常运动模式和运动控制能力的恢复上。

（一）上肢和手的治疗性活动

偏瘫上肢和手功能的恢复较偏瘫侧下肢相对滞后，这可能与脑损害的部位和上肢功能相对较精细、复杂有关。综合应用神经肌肉促进技术，抑制共同运动，促进分离运动，恢复手的精细运动。酌情选用强制性运动疗法，即长时间限制健侧上肢活动，强制性使用患侧上肢完成必需的日常生活活动，以提高偏瘫侧上肢和手的实用功能。

（二）下肢的治疗性活动

1. 偏瘫侧下肢负重（单腿负重）：健腿屈髋屈膝，足踏在矮凳上，偏瘫腿伸直负重，其髋膝部从有支持逐步过渡到无支持。

2. 上下台阶运动：患者面对台阶，健手放在台阶的扶手上，健足踏在台阶下，偏瘫足踏在台阶上，将健腿上一台阶，使健足与偏瘫足在同一台阶上，站稳后再将健腿下一台阶回到起始位，根据患者的体力和患侧股四头肌力量等情况，酌情增加运动次数和时间。

（三）并发症处理

1. 认知干预：认知干预主要包括认知刺激、认知训练和认知康复等，见表2-2-4。

表 2-2-4　偏瘫患者认知干预方法

干预方法	方法描述	具体方法	干预目的
认知刺激	群体方式以提升思维能力、注意力、记忆力	社交活动、主题探讨、缅怀治疗、现实定向、工娱活动、益智游戏、体育锻炼	提高总体认知功能和社会功能
认知训练	标准化训练,提升认知能力,如记忆力、注意力、处理问题能力	汉字再认、图片再认、人名相貌记忆和空间记忆等	提高独立生活、生活自理能力
认知康复	建立个性化治疗方案,康复治疗师、患者及照护员共同参与	药物管理、食物准备、洗漱自我清洁能力、外出交通参与能力等	解决个人需求,着重提高患者生活自理能力

2.吞咽功能障碍训练详见相关项目。

四、恢复后期康复治疗

脑卒中恢复后期一般是指发病后 4～6 个月,相当于 Brunnstrom 分期 Ⅴ～Ⅵ期。此期患者大多数肌肉活动为选择性自主活动,不受肢体共同运动的影响,肌肉痉挛逐渐消失,分离运动充分,协调性良好,但速度较慢。

本期的康复治疗目标是抑制痉挛,纠正异常运动模式,改善运动控制能力,促进精细运动,提高运动速度和实用性步行能力,加强平衡与协调能力,掌握日常生活活动技能,提高生活质量。

(一)上肢和手的精细功能训练

作业性治疗活动针对患者的功能状况选择适合的活动内容,如书写练习、画图、下棋、打毛线、粗线打结、系鞋带、穿脱衣裤和鞋袜、家务劳动、社区行走、使用交通工具和通信工具等。

(二)下肢功能训练

抑制痉挛,促进下肢运动的协调性,增加步态训练的难度,提高实用性步行能力,避免出现划圈步态。

(三)日常生活活动能力训练

加强修饰、如厕、洗澡、上下楼梯等日常生活活动能力训练,增加必要的家务和户外活动训练等。

五、后遗症期的康复

脑卒中后遗症期是指脑损害导致的功能障碍经过各种治疗,受损的功能在相当

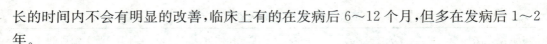

长的时间内不会有明显的改善，临床上有的在发病后 6~12 个月，但多在发病后 1~2 年。

脑卒中常见的后遗症主要表现为患侧上肢运动控制能力差和手功能障碍、肩痛、肌痉挛与关节挛缩、失语、构音障碍、面瘫、吞咽困难、偏瘫步态、患足下垂、行走困难、大小便失禁、血管性痴呆、心理障碍等。此期应加强残存和已有功能的恢复，即代偿性功能训练，包括矫形器、助行器和轮椅等的应用，以及环境改造和必要的职业技能训练，以适应日常生活的需要。

残疾人应用辅助器具，不仅在一定程度上消除或补偿了其身体功能上存在的缺陷或不足，还促进了残疾人发挥潜能、树立信心，最大限度地实现了生活自理和参与社会活动，提高了生活质量，获得了人生的价值。常用的辅助器具包括轮椅、助行器、拐杖、坐便椅、交流辅助具等。辅助器具的作用包括如下几项：

1. 代偿或补偿丧失的身体功能；

2. 提供保护和支持；

3. 提高生活自理能力；

4. 提高学习交流能力；

5. 节省能量，保存体力；

6. 提高就业机会，减轻社会、家庭负担；

7. 改善心理状况。

六、其他治疗

（一）物理因子治疗

重点是针对偏瘫侧上肢的伸肌（如肱三头肌和前臂伸肌），改善伸肘、伸腕、伸指功能；针对偏瘫侧下肢的屈肌（如股二头肌、胫前肌和腓骨长短肌），改善屈膝和踝背屈功能，常用方法有功能性电刺激、肌电生物反馈和低中频电刺激等。

（二）传统康复疗法

常用的有针刺和按摩等方法。部位宜选择偏瘫侧上肢伸肌和下肢屈肌，以改善其相应的功能。

【任务拓展】

请同学们围绕案例说出患者所处的恢复阶段，现阶段如何开展康复训练。可试着绘制该患者所需治疗内容的思维导图。

任务二　辅助器具使用

【任务目标】

1. 知识与技能目标:能说出助行器的种类及性能;能阐述老年人使用助行器行走时的注意事项;能正确使用助行器;能有效防范使用助行器过程中可能发生的意外情况。

2-2-7　课件

2. 过程与方法目标:通过小组情景模拟,让学生体会到老年人使用助行器行走时安全的重要性。

3. 情感态度与价值观目标:通过小组实训与考核,让学生养成耐心、细心、责任心。

2-2-8　微课

【任务分解】

辅助人体支撑体重、保持平衡和行走的器具叫助行器。助行器通过器械的支撑,可以帮助因高龄、疾病或身体有残障等原因导致行动不便的老年人自主行走、活动,能够起到保持身体平衡、减少下肢承重量、缓解疼痛、辅助行走的作用,有利于改善老年人的日常活动能力和生活自理能力,减少对他人的依赖,提高生活质量。常用的助行器有手杖、拐杖、助步器。

【任务实施】

一、助行器具的种类、性能

(一)手杖

手杖,顾名思义是一种手握式辅助器具,常用于身体不能完全负重的老年人。依据结构和功能的不同,可以将手杖分为单足手杖、直手杖、三足手杖、四足手杖、可调式手杖、带座式手杖、多功能手杖等。

单足手杖轻便易携带,适合上肢支撑能力好、手部握力强的老年人使用。三足手杖,支撑面积大,较为稳定,适合平衡能力欠佳、用单足手杖不安全的老年人使用。四足手杖更为稳定,适合平衡能力差、臂力弱或者上肢有震颤麻痹的老年人使用,缺点是在不平坦的道路上无法使用。

(二)拐杖

拐杖是靠肘关节或前臂力量帮助行走的器具,分为前臂杖、腋杖、平台杖,材质可有木制、金属制（可调高度、可折叠）。前臂杖适用于握力较差、前臂力量较弱但尚可不使用腋杖的老年人。腋杖较为稳定，适用于截瘫或外伤严重的老年人。平台杖是将前臂固定在平台式前臂托上，由前臂负重，适用于手有严重损伤不能负重者或关节严重损害的类风湿病患者。

（三）助步器

助步器又叫步行器，是供下肢功能障碍老年人自行助步或四肢体力锻炼的工具，具有增强上肢伸肌肌力、保持平衡、支撑体重的作用，适用于肌力较差、协调性和控制能力不强的老年人。

目前市场上有框架式助步器、交替式助步器、截瘫助步器。框架式助步器有两轮、三轮或四轮式，支撑面积大，稳定性好，便于老年人站立和行走。交替式助步器适用于第四胸椎以下完全性或更高阶段不完全性脊髓损伤的患者。截瘫助步器需要根据患者的疾病情况进行个性化定制。

二、助行器具使用的操作要点

助行器具的使用操作要点见表2-2-5。

表 2-2-5　助行器具的使用

流程	操作要点
评估、解释	核对床号、姓名，向老人及其家属解释操作目的、过程及配合事项
准备	(1)环境准备：安静整洁、宽敞明亮，地面平坦干燥，无水渍、无油渍、无障碍物 (2)照护员准备：穿戴整齐，了解老年人的疾病诊断、一般情况和活动能力 (3)老年人准备：身体状况允许，有行走意愿，裤子长度合适，穿防滑鞋 (4)物品准备：根据老年人情况选择合适的助行器具

操作实施

1.手杖的使用

2-2-9　手杖使用

检查手杖	检查手杖是否完好可用，螺丝是否有松动，支脚垫是否完好适用，高度是否适合
演示讲解	照护员边演示边讲解手杖高度调整的方法、使用手杖行走的方法以及上下台阶的方法（图 2-2-12） 　• 二点步行法：伸手杖的同时迈患足，再迈健足 上下台阶的方法：上台阶时上健腿→上患腿；下台阶时下患腿→下健腿。可以将手杖放在扶手上，一同向上挪动 　• 三点步行法：伸手杖→迈患足→迈健足或伸手杖→迈健足→迈患足。要求患足努力做到抬腿迈步，避免拖拉

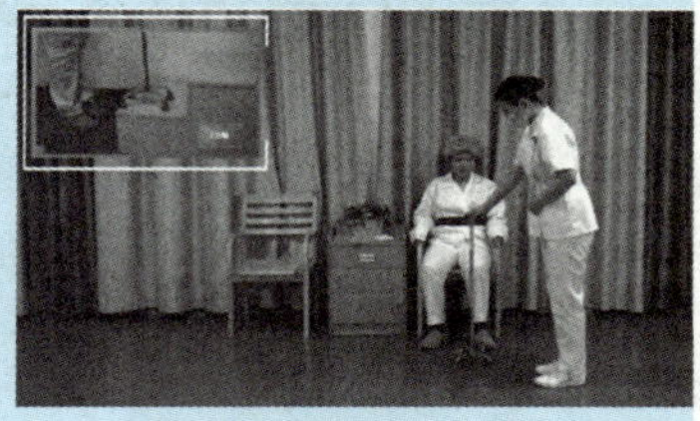

图 2-2-12　行走演示

续表

流程	操作要点
保护行走	照护员搀扶老年人手拄手杖站起,检查手杖高度是否合适 手杖放在脚的前外侧,目视前方,按照三点步行(或两点步行)法行走。照护员在患侧保护,看护老年人自己行走,与老年人保持适当距离,必要时给予帮助(拉住腰带或特制的保护带)(图 2-2-13) 图 2-2-13　保护行走

2. 拐杖的使用

2-2-10　拐杖使用

流程	操作要点
检查拐杖	检查拐杖是否完好,螺丝是否有松动,支脚垫是否完好适用,高度是否适合(图 2-2-14) 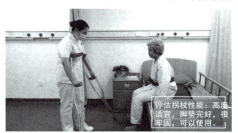 图 2-2-14　检查拐杖
演示讲解	照护员边演示边讲解拐杖高度调整的方法、使用拐杖步行的方法及上下台阶方法 向老年人说明配合要点,取得配合 站立:站立时双拐并到一起,立于患侧,一手握住拐杖把手,另一手按住椅子扶手或床面,双手用力将身体撑起,依靠健侧下肢完成站立,将一支拐杖交于健侧手中,双拐平行放置于身体前方,开始行走 行走方法常采用二点法、三点法或四点法 • 二点法:向前移动患侧拐杖的同时迈出健侧下肢,向前移动健侧拐杖的同时迈出患侧下肢,移动患侧拐杖时迈出健侧下肢,移动健侧拐杖时迈出患侧下肢,再反复进行(图 2-2-15) 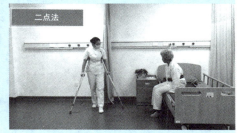 图 2-2-15　二点法演示

续表

流程	操作要点
演示讲解	• 三点法：一般见于患侧下肢不能负重的情况，两侧拐杖一同向前→迈患侧下肢→健侧下肢向前跟上患侧，如此反复进行 • 四点法：伸患侧拐杖→迈健侧下肢→伸健侧拐杖→迈患侧下肢，如此反复进行 • 坐下：患者想要坐下时，将双拐并在一起，立于患侧，一只手抓住拐杖把手，另一只手按住椅子扶手或床面，健侧下肢用力，重心下移，同时患肢不要碰触地面 • 上台阶：患者将身体靠近台阶，双臂用力撑住双拐，健侧下肢迈到台阶上，健侧下肢用力伸直，身体稍向前倾，同时将患侧下肢和双拐带到台阶上，重复动作，迈向上一级台阶 • 下台阶：先把双拐平行放在下一级台阶上，将患侧下肢前移，双臂用力撑起，健侧下肢屈曲移到下一级台阶，呈站立位，再将双拐下移，重复以上动作，迈向下一级

3.助步器的使用

2-2-11　助步器使用

流程	操作要点
检查 助步器	检查助步器是否完好，螺丝是否有松动，支脚垫是否完好适用，高度是否适合（图 2-2-16） 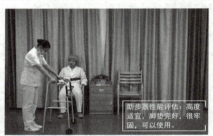 图 2-2-16　检查助步器
演示讲解	照护员边演示边讲解使用助步器步行的方法 向老年人说明配合要点，取得配合 • 三步法：抬头挺胸，双手同时将助步器举起向前移动一步（25～30cm）→患肢抬高后迈出半步，约在助步器横向的中线偏后方→双手臂伸直支撑身体（遵医嘱决定患肢承重力量），迈出健肢与患肢平行，如此反复进行（图 2-2-17） 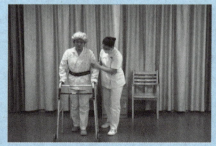 图 2-2-17　三步法训练行走 • 四步法：助步器一侧向前移动一步（25～30cm）→对侧下肢抬高后迈出，约落在助步器横向的中线偏后方→助步器另一侧向前移动一步→迈出另一下肢，如此反复进行

续表

流程	操作要点
行走注意事项	(1)循序渐进地增加行走的活动量,不可过度 (2)患足努力做到抬腿迈步,避免拖拉 (3)行走前,避开路线上的水渍及障碍物 (4)行走过程中保障老年人安全,避免跌倒 (5)观察老年人有无劳累,询问感受,如果出现疲乏,立即休息 (6)行走中避免拉、拽老年人胳膊,以免造成老年人跌倒和骨折
操作后	行走结束,用物整理,记录训练过程及效果(图2-2-18) 图 2-2-18　助步器整理

三、老年人使用助行器具的注意事项

(一)助行器具的检查

在老年人使用助行器具前,必须检查助行器的性能,包括器具是否完好无破损、把手有无松动、助步器调节高度的卡扣是否锁紧、助行器与地面接触的橡胶垫是否牢固等。

(二)助行器具高度的调节

1.手杖:站立时,肘关节屈曲 15°~30°,腕关节背屈约 30°的状态握住手杖,使手杖支脚垫位于脚尖前方和外侧方直角距离各 15cm 处即为合适高度。站立困难者可采取仰卧位进行测量。

2.拐杖:腋杖高度的简易计算法是使用者身高减去 41cm,把手的位置与站立时大转子的高度平齐。

3.助步器:使用者直立,双手握住助步器把手,肘关节屈曲 15°~30°时的高度最为合适。

(三)异常情况的识别与报告

如果老年人拄拐下地后手腕无力,不能持物,需要警惕有无臂丛神经受压,并及时通知医生。如果老年人活动后出现下肢肿胀、瘀斑等不适,应及时通知医生,并注意帮助老年人调整步态,适当减少活动时间。

【议一议】

在协助老年人使用助行器行走时,我们要注意哪些事项?

【任务拓展】

罗爷爷,68岁,脑梗死后左侧肢体偏瘫,经过康复后,左侧上肢功能恢复较好,下肢功能仍存在一定的障碍,医生建议老人借用助步器进行行走。入住养老机构后,老人因孤独而情绪低落、不愿意外出。今天天气晴朗,照护员想协助罗爷爷使用拐杖到户外活动。

问题:按照照护计划,照护员需要协助罗爷爷使用拐杖行走,请同学们进行情景演练。

任务三　吞咽功能训练

【任务目标】

2-2-12　课件

1.知识与技能目标:能列举训练吞咽功能的方法;能正确实施吞咽功能训练。

2.过程与方法目标:在案例分析、情景模拟过程中,初步学会常见吞咽功能训练的方法。

3.情感态度与价值观目标:养成关心关爱老年人、细心耐心的职业习惯。

2-2-13　微课

【任务分解】

吞咽障碍是失智失能老年人常见的并发症,容易引起老年人误吸、吸入性肺炎、营养不良等不良后果,严重影响老年人的生活质量。吞咽功能训练可以改善患者吞咽的感觉、运动功能,逐步帮助患者建立正常的口部运动模式,并且方法简便,安全性较高,可以有效促进吞咽障碍患者的康复。吞咽功能训练方法包括口腔感觉训练技术、口腔运动训练技术、代偿性方法等。

【任务实施】

一、口腔感觉训练技术

(一)冷刺激

使用冰棉棒直接刺激与吞咽有关的器官,或用冰水漱口,适用于口腔感觉较差的

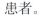

患者。

(二)嗅觉和味觉刺激

嗅觉刺激多采用芳香味刺激物,如黑胡椒、薄荷等,通过芳香刺激物中的小分子物质刺激嗅觉。味觉刺激是将柠檬、辣椒等不同味道的食物置于舌部相应味蕾敏感区域,增强外周感觉的传入,从而改善吞咽功能。

(三)口面部振动刺激

改良振动棒,使振动频率与强度可随时调节。使用改良后的振动棒擦拭口腔颊部、舌部,进行深感觉刺激,提高口面部的运动协调能力。

(四)气脉冲感觉刺激

该方法适用于严重认知障碍不能配合的患者,是利用气流冲击刺激口腔黏膜,诱发吞咽反射,提高口腔黏膜敏感性,加快吞咽启动。

二、口腔运动训练技术

(一)口腔器官运动体操

徒手或借助简单工具做唇、舌的活动练习,比如让患者交替进行展唇、鼓腮、圆唇、紧闭口唇练习,加强唇、舌、上下颌的运动控制能力,增强协调性和稳定性,提高咀嚼功能。

(二)舌压抗阻反馈训练

通过舌压抗阻反馈训练装置直观显示患者舌的抗阻上抬能力压力值,提高舌活动能力,可选用的工具有美国爱荷华口腔行为仪或自制带有水囊的导管。

(三)舌肌的康复训练

利用吸舌器被动牵拉或在舌活动时施加助力或阻力,训练舌肌力量。吸舌器也可用于唇、面颊部等肌肉的训练。

(四)抬头训练

针对吞咽后因食管上段括约肌开放不全而导致咽喉部食物残留的患者,可通过抬头训练提高食管上段括约肌开放的时间及宽度,促进残留物的清除。

三、代偿性方法

(一)食物调整

1.食物性状调整:选择糊状食物或团状食物有利于下咽,必要时可添加增稠剂,减少呛咳和误吸的情况。

2. 食物质地调整：选择软食、切碎的肉、稀流质、爽滑的浓流质。

3. 一口量的调整：调整每口进入口腔的食物量，确保一口能咽下，一般一口量从少量（即 3～4ml）开始，逐渐过渡到正常量（即 5～20ml）。

（二）进食工具调整

基于安全、方便原则，一般选用杯子、勺子、吸管、缺口杯或运动水杯。如选用勺子，可将食物放置在口腔健侧舌体后部或者健侧颊部，以利于食物吞咽。

（三）吞咽姿势的调整

1. 前低头位吞咽法：取坐位或半坐卧位，在患侧肩部垫枕，照护员站于健侧。此姿势可以减少咽后壁与舌根、咽后壁与会厌、会厌与杓状软骨的距离，增强吞咽的安全性。

2. 声门上吞咽法：在吞咽前和吞咽时，屏气以关闭气道，防止误吸，咽下后立即咳嗽，清除声带处的食物残渣。

3. 转头位吞咽法：将患者头转向患侧，以扭转、关闭患侧咽部，保证食物从正常的一侧进入，避免食物残留或误吸。

（四）环境改造

环境对患者进食有着很大的影响，所以在患者进食时应尽量保持室内光线明亮，降低噪声，减少干扰，促进社交活动以改善进食体验。

四、其他方法

目前临床上还有低频电刺激法、针刺疗法、表面肌电生物反馈法、气道保护法、食管扩张技术等方法。

【任务拓展】

刘爷爷，80 岁，轻度认知功能障碍，生活基本能自理，与老伴居家养老，最近家人发现其饮食、饮水过程中总是发生呛咳，家人很担心爷爷出现意外，遂带老人到养老机构进行治疗。

请同学们为该患者制订吞咽功能锻炼计划，并解除患者家属的担忧。

【项目总结】

从老年人整体出发，根据老年人的身体状态有针对性地制订康复训练计划。本项目共涉及 3 个任务，包含偏瘫康复技术、辅助器具使用、吞咽功能训练（图 2-2-19）。对于某些失能、轻度失智的老年人，照护员要尽量促进其功能恢复或保持正常的功能，以老年人实际需求为导向，为每位老年人提供高质量的照护，最大限度地满足其需求。

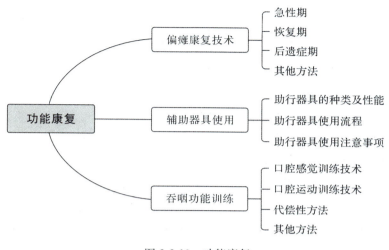

图 2-2-19　功能康复

【同步训练】

一、选择题

1. 偏瘫早期宜多做的肩关节被动活动是　　　　　　　　　　　　　　　（　　）

A. 内收、内旋　　B. 内收、外旋　　C. 外展、外旋　　D. 内旋、外展　　E. 旋后

2. 偏瘫患者仰卧位-侧卧位伸肘摆动翻身的正确顺序是　　　　　　　　（　　）

A. 伸肘→双手十指交叉相握→屈膝→先将相握的双手摆向患侧（或健侧）→借助摆动的惯性翻向患侧（或健侧）

B. 伸肘→屈膝→双手十指交叉相握→先将相握的双手摆向患侧（或健侧）→借助摆动的惯性翻向患侧（或健侧）

C. 伸肘→屈膝→先将相握的双手摆向患侧（或健侧）→双手十指交叉相握→借助摆动的惯性翻向患侧（或健侧）

D. 伸肘→先将相握的双手摆向患侧（或健侧）→双手十指交叉相握→屈膝→借助摆动的惯性翻向患侧（或健侧）

E. 伸肘→先将相握的双手摆向患侧（或健侧）→双手十指交叉相握→屈膝→借助摆动的惯性翻向患侧（或健侧）

3. 患者,女性,58 岁,因右侧肢体偏瘫 4 周住院治疗,可在搀扶下行走。查体:右上肢能在消除重力姿势下做全关节活动范围的活动,右下肢肌张力僵直,不能活动。患者可能出现的步态是　　　　　　　　　　　　　　　　　　　　　（　　）

A. 短腿步态　　B. 剪刀步态　　C. 减痛步态　　D. 划圈步态　　E. 慌张步态

4. 关于偏瘫患者独立从椅子或轮椅上站起时,错误的是　　　　　　　　（　　）

A. 椅面应柔软

B. 椅子应结实、牢固

C. 有扶手的椅子比较理想，有利于站起时的支撑

D. 轮椅应可制动，脚踏板可向两侧移开

E. 以上选项都不对

5. 所有卧位姿势中对偏瘫患者最有利的体位是　　　　　　　　　（　　）

A. 健侧卧位　　　B. 仰卧位　　　C. 坐位　　　D. 患侧卧位　　　E. 半躺

二、案例分析题

汪爷爷，53岁，因高血压引起脑出血导致偏瘫送入我院。手术后20天转入康复科，右侧肢体主动活动无明显异常。左上肢无随意运动，当右上肢进行屈肘活动时，左上肢亦出现类似动作。左下肢有最小限度的屈膝屈髋运动。给予肢体被动屈伸活动时右侧所有关节均能达到全范围活动，无明显阻力，左肩关节及左肘关节在关节活动范围末端出现较小阻力，左腕关节、左髋关节及左膝关节在关节活动范围后50%范围内出现突然卡住，并在关节活动范围的后50%均呈现最小阻力，左踝关节下垂内翻，被动活动困难。日常活动中进食、洗澡、修饰、穿衣均在他人帮助下完成，大小便偶尔失禁，不能自行上厕所、床椅转移及平地行走。

请同学们围绕案例说出患者所处的恢复阶段，现阶段如何开展康复训练。

【1＋X考证要点】

1. 偏瘫概念

2. 偏瘫患者良肢位摆放要求

3. 肢体被动活动

4. 床上活动（翻身、桥式等）

5. 床-轮椅转移原则及操作要点

6. 辅助用具的种类及使用

7. 辅助用具使用注意事项

8. 吞咽功能评估及训练

【参考答案】

选择题　1～5. CADAD

（徐丽霞、毛翠、史路平）

模块三 护智

项目一 日常照护

项目聚焦 失智老年人由于认知功能退化,照护自己的能力每况愈下,照护员须根据失智者行为与身体功能上的变化,适度调整照护方式。在生活环境安排方面,照护员与家人应特别留意老人的安全,以防止发生意外。此外,照护员为失智老年人提供饮食、排泄、清洁、睡眠等各方面的照护,让失智老年人在家中感到自在与安定,使失智老年人仍存有的功能尽可能地保持,降低其依赖性,就可进一步减少问题行为的发生,提升照护质量。

情景导入 王奶奶,75 岁,出现认知障碍已 10 余年,入住养老院,近期出现无法自己进食、长时间便秘、拒绝洗澡等情况。现在只记得自己的照护员,已不认识来看望的儿女。

目标描述 通过本项目的学习,学生能描述失智老年人生活环境注意要点,准确评估老年人生活环境情况,并提出改造计划;学生能说出失智老年人饮食、排泄、清洁、睡眠等方面的常用知识及注意事项,安全有效地协助失智老年人完成日常生活并给予有针对性的照护。通过学习,培养学生的责任心、爱心、耐心。

任务一 生活环境评估与改造

【任务目标】

1. 知识与技能目标:能描述老年人生活环境注意要点;能准确评估老年人生活环境情况,并提出改造计划。

3-1-1 课件

2.过程与方法目标：在案例分析、情景模拟过程中，初步学会评估生活环境并提出改造计划。

3.情感态度与价值观目标：体会慎独精神的重要性，培养责任心、耐心、爱心，体现人文关怀。

3-1-2　微课

【任务分解】

在失智老年人照护中，除了以医疗介入控制失智症的核心病情发展外，还需同时加以非医疗模式的环境管理策略，设计能适应失智老年人需求的照护环境单位，以有效改善失智症病况，提高老年人的生活质量。本任务包括环境概述、生活环境评估、生活环境设置原则及生活环境设置与改造四个方面。

【任务实施】

一、环境概述

（一）环境的概念

环境（environment）是人类进行生产和生活活动的场所，是人类生存和发展的基础。环境对支持人类生命、生存及其活动十分重要。人与环境之间是辩证统一的关系，这主要表现在机体的新陈代谢上，即机体与环境不断进行物质、能量和信息的交换，使机体与周围环境之间始终保持动态平衡。

（二）环境的分类

环境是人类生存和生活的空间，分为内环境和外环境。所有生命系统都包含内环境和外环境。内环境包括生理环境和心理环境；外环境是指对生物体有影响的所有外界事物，包括自然环境和社会环境，见表3-1-1。

内环境能够和外环境交换维持生命活动所需的物质、能量和信息，帮助有生命的系统适应外环境的变化，因此，维持内环境平衡是延续生命的必备条件，外环境对生物体的生活质量具有重要意义。

然而，随着认知能力的不断减退，失智老年人对环境的适应能力逐渐下降。生活环境中潜在的危险因素，会增加老年人发生跌倒、走失等意外事件的风险。为了降低老年人发生意外的风险，我们应对失智老年人的生活环境进行合理评估并完成相应的改造。

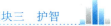

表 3-1-1 环境的分类

分类		定义
内环境	生理环境	人体内的各个系统,如呼吸系统、循环系统、消化系统、泌尿系统、神经系统、内分泌系统等,为了维持生理平衡状态,持续不断地相互作用,并与外环境进行物质、能量和信息的交换
	心理环境	患病通常会对人的心理活动产生负面影响 ①急性或慢性应激事件等心理因素是疾病的致病和诱发因素 ②心理因素对患者所患疾病的进程、配合治疗的程度和疗效、疾病的预后以及患者和亲属的生活质量均会产生不同程度的影响
外环境	自然环境	包括生活环境和生态环境,指人类周围的外环境,是环绕于人类各种自然条件的总和,是人类赖以生存和发展的基础 ①生活环境:是指与人类社会生活相距较近、关系最密切的各种自然条件和人工条件,有人工环境特征 ②生态环境:是指与人类社会生活相距较远,由生物群落及其非生物环境组成的不同类型、不同层次的生态系统所构成的大自然环境
	社会环境	指人类生存区活动范围内的社会物质条件和精神条件的总和,包括社会交往、风俗习惯、政治、经济、文化等

二、生活环境评估

脑部病变所导致的认知能力衰退,使得失智老年人对环境的适应力比其他人更低、更加敏感。美国学者劳顿研发制定了失智老年人护理机构环境评估量表(Professional Environmental Assessment Protocol,PEAP)。此量表是以提升失智老年人的生活品质及行动安定性为出发点,设定各种评估项目,强调整体生活环境并非机构制度化的氛围,而是家庭化、居家化温馨情景的实践。

PEAP采取类似操作手册或指南的形式,构建了8项环境治疗目标,详细定义每项治疗目标并提供相关评估问题及判断标准,包含8个评估维度:①提供安全性与安全感;②加强感知觉与时空导向;③支持身体功能发挥;④促进社交活动;⑤确保私密性;⑥提供自我选择的机会;⑦提供适宜的环境刺激;⑧支持生活延续性。除了强调现场评估的方式外,同时加入对运营管理者及主要照护员面对面访谈的评估方式。不足的是,使用该量表时评估者需具备某些程度的专业知识及特殊训练,即该量表只能由环境专家或具备专业知识及经过特殊训练的人员进行评估。PEAP各方面的具体内涵见表3-1-2。

PEAP提供了一个基于失智老年人身心需求的专业性护理机构空间环境评估方法,并且特别强调将空间环境与社交环境、护理策略相联系。

表 3-1-2　PEAP 评估量表评估维度及内涵

评估维度	内　涵
提供安全性与安全感	最大限度降低居住者的各方面风险，居住者、员工、家庭成员的安全感最大化
加强感知觉与时空导向	让所有使用者（居住者、员工、访客）都能对机构的空间、社会、时间性的环境有清晰的辨识
支持身体功能发挥	空间环境和护理策略都为居住者使用或练习使用生活所必需的技能提供支持，包括日常生活活动（行动、洗漱、洗澡、如厕、饮食），也包括其他自主活动
促进社交活动	空间环境和空间利用规则能支持居住者在公共空间中开展社交活动
确保私密性	提供私密空间，避免来自大空间的噪声等各方面干扰，保证私密的谈话空间
提供自我选择的机会	空间环境和空间利用规则能够为居住者提供与其能力相适应的自我选择机会，行使个人的偏好、选择，发挥主观能动性，决定何时做什么事
提供适宜的环境刺激	注意调节环境刺激水平到与居住者相适应的水平，避免居住者因环境刺激而感到有压力
支持生活延续性	空间环境和空间利用规则能够为居住者提供一定的生活延续性，使居住者通过现在的居住环境与以往居住环境的联系，感受过去的自己和现在的自己的联系。这种联系既可以是保留、展现个人物品的方式，也可以是营造非机构化氛围的方式

三、生活环境设置原则

（一）熟悉性

失智老年人在越熟悉的地方，自立能力越强。研究显示，当环境变化时，失智老年人的生活能力会明显下降，且其适应时间比一般人更长。熟悉的家具、空间规划都有利于失智者的情绪及病情稳定。

（二）支持性

应了解失智老年人认知功能的障碍情况，并通过细心安排环境让他们的生活更便利。例如，常发生失智老年人找不到厕所的情况，造成尿湿裤子的窘状，我们便可用各种方式帮助他们随时无困难地找到厕所。贴心的安排能帮助失智老年人维持生活能力，同时提升其自尊及生活质量。此外，可在失智老年人经常活动的空间设置具有人、时、地定向感的指示，如清楚且字体大的日历、家人照片、大时钟、可看见户外景观的窗户等，让其更容易理解当下的时空环境。

（三）安全性

我们很难预测失智老年人会出什么意外状况，若能未雨绸缪，留意居家的安全，将有助于减少意外发生。安全、无障碍的环境使失智者感觉自在，同时也愿意自由活动。善加利用锁具、侦测器、照明等，都可让环境较安全。

(四)适度刺激

失智老年人自主性较差,需要周围环境给予适度刺激,以增加其活动度及生活参与度。如可在家中播放老歌,让老人跟着哼唱,或在墙上贴上老照片及海报,让老人随时观赏回味,可使失智老年人心情愉悦。

(五)量身布置

依据失智老年人的过去背景、认知及身体功能的改变,适时将环境做一些调整,将有助于降低照护员压力及意外的发生。例如,失智老年人本身的职业是军人,则可以在家中放一些徽章、军中照片等,但仍需观察失智者的反应并做适当调整。

四、生活环境设置与改造

(一)地板

失智老年人家中的地板应干爽、整洁、防滑、宽敞、少障碍、不反光,材料以木质或塑胶为佳。地面应尽量避免高低不平,室内应去除台阶和门槛,还应避免使用有强烈凹凸花纹的地面装饰材料。

(二)材料

失智老年人室内应避免采用反光性强的材料,以减少炫光对老人眼睛的刺激。在房屋装修时,要选择绿色环保的产品,入住前应对全屋进行甲醛检测,防止因装修造成室内环境污染,对老人身体造成伤害。

(三)墙面

失智老年人家中的墙面不宜选择过于粗糙或坚硬的材料;对于墙角的凸起部位,应做防护处理,防止老人磕碰,如果有条件,整个墙面应铺贴壁布或壁毯,避免老人摔倒后加重碰撞伤害。房屋的阳角部位最好处理成圆角或用弹性材料做护角,避免老人磕碰。如果在室内需要使用轮椅,距地 20~30cm 高度范围内的墙面及转角应做防撞处理。

(四)照明

由于生理变化,老人对光线的亮度要求比年轻人高 2~3 倍,老人的房间应采光好、亮度足够但不刺眼、光照普及每个角落;要考虑到局部照明的设置,如在窗户、墙面上设置柔和明亮的灯光,或在厨房操作台、水池上方、卫生间盥洗池上方、室内墙转弯、有高低落差变化、易于滑倒等处要保证一定的光源;所有开关的操作应方便(如卧室、走廊、进家门、客厅需要双控,必要时需要用颜色区分或用文字进行功能标识);同时照明应避免光线亮度的突变,并采用多光源照明来提高整个空间的照度。老人的卧室不宜用强烈的照明,台灯、床头灯要柔和,为保证起夜安全,可安装低照度长明灯或夜灯，安装位置应避免光线直射老人躺下后眼部。

（五）色彩、家具

1.墙体色彩：老人喜欢低纯度和低亮度的温和色彩，多数老人喜欢将白色作为墙体的主要颜色，其他比如淡黄色、浅绿色、蓝色等使人平和、安宁的颜色也深受老人喜爱，故家中墙体的色彩要以老人的喜好为主。室内墙面应有相当面积的空白暴露，用来布置有纪念意义的东西，如相框等，有助于唤起老人的美好回忆。

【知识窗】

色彩联想、与情绪的关系

色彩联想、与情绪的关系见表3-1-3。

表3-1-3　色彩联想、与情绪的关系

色彩	联想到的物体举例	情绪
红色	血液	热情、活跃
红黄色	蜜柑	快活、爽朗
黄色	太阳	希望、光明
绿色	绿叶	安息、和平
蓝色	海洋	恬静、冷淡
紫色	葡萄	优美、温厚

2.家具色彩：老人家中的家具应采用暖色调为主，尽量不使用浅色家具，尤其是玻璃或镜面玻璃家具。家中可选用黄色或棕色的家具，家具带有自然纹理图案，木制品或藤制品的颜色均可。此类颜色更具亲和力，符合老年人的用眼习惯，同时也可以承载其怀旧情怀。此外，失智老年人辨认事物的能力下降，易因判断失误而发生碰撞。因此可选择色彩对家具的整体与关键部分（如扶手、把手、饰件等）进行明确区分，以便于老人辨认，从而提高安全性和准确性。

3.家具材质：老人家中的家具要考虑到质轻、易挪动、伤害性小等特性，可优先选择密度较小、材料质地优良和造型设计简单舒适的家具。少用金属、玻璃、塑料等材料制作的家具，而可优先考虑以竹、藤、天然乳胶等材料制作的家具。家具所配的纺织品也应选用纯棉、亚麻等触感柔软、没有异味的布料。

4.家具设计：为减少意外，为老人选购家具时，要兼顾安全、方便的原则，选择无尖角、圆滑形状设计、造型简单、无妨碍交通的突出部分，且尺寸不过高、过大的家具，一般家具所占的面积为空间面积的50%左右为宜，以保证老人在室内环境中有充足的活动空间。

（六）家具类别

1.餐桌：可选择桌面高度合适、方便轮椅进出、桌面有哑光处理、圆形或椭圆形的餐桌。

2.茶几:茶几应选择木制、有圆角处理的,若为双层,应选择下层尽量高一些的茶几,或可只设拐角茶几,以增加客厅的通行空间,减少碰撞。

3.坐具:坐具应稳定轻巧,由于老人从座位上起立时腿会向后移动,因此要避免选择前部有横档的坐具,坐具四脚不宜有滚轮,座面不宜太软及过低,以免不利于落座与起立。坐具应带稍软的靠背,同时设有扶手。座高必须适中,座面深度的尺寸应使臀部得到充分支撑、腰部得到靠背的支撑、座面前缘与小腿之间留有适当的距离,以保证大腿肌肉不受挤压,小腿可以自由活动。

(七)门窗

1.外阳台:外阳台应安置防护网。

2.门槛:客厅门不应设置门槛。

3.窗:房间窗户应限制打开角度(不超过 30°),使用上悬窗或窗体下部留有30mm 高度固定窗的窗户,防范越窗风险。落地窗应贴有标识,防止老人撞伤。

4.门锁:门锁要有双向开关,防止反锁,保障老人安全。

(八)厨房

厨房狭窄不利于老人活动,尤其是需要使用辅助器材的老人;厨房物品摆放混乱,会给记忆力下降的老人增添许多麻烦。适合失智老人的厨房应有合理的空间尺度,各种常用设备摆放紧凑,操作流线合理。厨房设计以"工"字形和"U"字形为宜,保证老人使用时安全、省力。在布局上,要考虑老人的饮食习惯,比如可在厨房布置供几人使用的小餐台以便老人简单用餐,详见表 3-1-4。

表 3-1-4　厨房的布置要点

厨房	布置要点
地面	地面铺装防滑地砖,可使用摩擦力大一点且易清洁的地砖,尽量不使用马赛克地砖;地面要有一定的倾斜度,避免积水,保持干燥;必要时地砖上要铺设橡胶防滑垫
吊柜和橱柜	提倡厨房使用中部柜,最好有抽屉,可以采用抽屉内套抽屉的双重设计;上面的小抽屉专门收纳小物件,下面的大抽屉用来收纳锅具;在存放物品时尽量避免将老人的生活必需品放在低于膝关节水平的抽屉。选择柜门拉手时,应选择造型圆润、尺寸合理、便于老人抓握的把手,如 U 形把手,以免老人因不慎而刮擦磕碰;柜门把手的安装位置处于老人舒适操作的高度范围,以免增加安全隐患
操作台	厨房操作台应便于操作,台面高度一般为 82～87cm,且操作台下部留空高度不少于65cm,便于轮椅进入。可升降的操作台更佳;操作台前的挡板处应设置舒适扶手,便于乘坐轮椅的老人通过扶手借力靠近操作台
炉灶	在挑选炉灶时,最重要的是确保安全。天然气要安装安全开关;必要时取掉开关旋钮或换置安全炉灶。炉灶应有自动断火功能,并与油烟机联动,以确保老人安全使用
洗涤池	洗涤池周围的地板最易湿滑,因此要选用宽大的洗涤池;水龙头水的流速要便于控制,尽量避免水和菜汁溅出;洗涤池面板的外缘应向上翘起,避免面板上的水和油流到地面。洗涤池上方中部的位置可设置沥水托架,便于洗涤后顺手放置餐具

续表

厨房	布置要点
厨房用物	烹饪用的油、盐等调味品及常用的相对安全的厨房物品的摆放位置应固定，不随意变动。开水器应有报警装置；调味品应使用小瓶或小罐储存，以免老人误用过量，放在离灶台近的地方，并做好醒目的标志。危险物品如消毒剂、洗洁精、刀具等应上锁保管。失智老年人入厨房时应有家人陪同，以保障安全
餐具	失智老年人的餐具宜选用不易碎的材质制作，或者选用专为失智老年人设计的餐具

（九）卫生间

淋浴房设计成不全封闭式，重视干湿分区。在淋浴区内沿墙设置可折叠的座椅，座椅要稳定，座面要光滑。在低处设计扶手，避免选择透明的玻璃门，可选择有颜色的淋浴帘，以便老人辨认区域；淋浴帘不连接到天花板，保持上部留空以通风排气。卫生间内设置多个触手可及的呼叫装置。所有的卫浴设备和用品应无棱角或光滑，最好使用防撞角保护边缘，详见表3-1-5。

表3-1-5　卫生间的布置要点

卫生间	布置要点
墙砖	墙砖宜选择单色非光面的大块瓷砖，以米色系等暖色调最好
地砖	卫生间地面应干爽防滑，地砖应有防滑设计且利于清洁；或使用防滑垫整体铺垫
照明	卫生间宜选用光线柔和的灯具，且不直射老人的眼睛
门	卫生间应避免使用拉门或向内开的转轴门，可选择向外开的平开门或双向开启的转轴门，门上不要安装大块玻璃，以免老人晕倒时撞碎玻璃。门的下半部安装百叶窗。卫生间的门不要上锁，或选择内外皆可打开的设计，避免安装只能从里面开关的锁
浴具	浴具不临窗布置。淋浴喷头可以采用喷淋式或手握式。浴缸可选择步入式，浴缸高度为30～50cm，不超过60cm；浴缸底部应是平面的，不应有坡度；浴缸内的底部要有防滑颗粒，浴缸内或浴缸上要安装扶手或拉杆。洗浴用具要齐全，位置固定且易拿取。洗浴区的墙面上可设置三角架，或在洗浴区旁设置台面，避免老人在洗澡中拿取物品时滑倒
洗面盆	洗面盆的高度应适当降低，洗面盆高度一般为75～85cm。老人采用坐姿或坐轮椅洗脸时，洗面盆的安装高度应为65～75cm。洗面盆台面的进深可适当大一些，以方便老人腿部充分伸入洗面盆台下，且洗面盆两侧应安装扶手。单柄龙头优于冷热水分开的双阀式龙头，冷热水开关标识要清晰。混水器最好带有高温控制，热水器温度要恒定，夏天温度设定为35℃左右，冬天温度设定为40℃左右，防止老人被烫伤
坐便器	坐便器应宽大，高于45cm，坐便垫可加厚，坐便器的背倾角和坐倾角需偏大一些。坐便器前方或两侧要安装扶手，可选择带"自动开闭""自动冲洗"功能的全自动马桶或多功能盖板。坐便器应安装在正对卫生间门的位置，在老人发生不测时便于家人及时发现

(十)卧室

卧室空间大小适宜,物品摆放固定,利于老人辨认;为满足老人的日照需求,卧室朝向以南方为最佳,详见表3-1-6。

表 3-1-6　卧室的布置要点

卧室	布置要点
墙面	根据老人的喜好选择卧室的墙面及窗帘,最好选择暖色调
照明	卧室应安装夜灯,便于老人如厕
家具	家具布置要适合老人的生活习惯和行为方式,布局简单,家具尽量靠边放置,摆放的位置尽量不变,物品应触手可及,方便取用
床	床应该按南北方向布置。双床位的布置方式通常有三种:一种是三面临空平行布置的组合形式,便于照护员操作;一种是靠墙摆放的L组合形式,方便老人居住;最后一种是混合居住的夫妻床形式,有利于夜间互相照料。床的周围不宜放置镜子,以免因为眩光等影响老人睡眠。床的位置不宜正对着门口,也不宜放置在窗户正下方,要和窗户保持一定距离。床的高度应以老人坐在床上时,膝关节弯曲成90°,双脚底与地面呈水平为佳。最好有一侧床沿靠墙或有床栏。床垫应选择硬板床或棕垫。床的周围可设置方便老人躺下与起身的扶手,还可以给床安装升降装置。床头应设置呼叫装置
储物柜	储物柜的位置应适当降低;物品标识要清晰,便于老人辨认
阳台	卧室中可以设置阳台或凸窗,可摆放老人晒太阳所用的桌椅。设置阳台或凸窗还可增大卧室的进深,提升空间使用率
其他家具	书桌应安置在自然采光较好但不被太阳直射的地方,不宜正对窗户;座位背后有靠背为佳。沙发等休息用的家具可放置在床的周围,以方便老人使用

(十一)客厅

1. 地板:客厅地板平整,最好不要有台阶;如果有台阶,应突出台阶颜色以提示老人,防范跌倒。地板不建议摆放地毯,地板要防滑,不要反光。

2. 家具:客厅中摆放的物件不应过于复杂,家具位置应固定,边角为无伤害性钝角,或使用防撞角。客厅中要尽可能有足够的利于老人活动的空间。茶几尽量不用玻璃制品。客厅中要有日期、时间提示标识,如挂钟、挂历或台历。沙发不用软垫,避免老人起坐困难。

(十二)走廊

走廊进门处可设置换鞋椅。走廊应无阶梯、无地毯、无障碍物,并安装扶手。走廊的开关应为双控式,无裸露电源线。过道无障碍物,没有随意摆放的物品。若家有使用轮椅的老人,应考虑走廊的通行宽度。

【想一想】

围绕情景导入,请与小组同学一起思考:为防止失智老年人跌倒,应从哪些方面进行生活环境的改善?

【任务拓展】

王奶奶，75 岁，出现认知障碍已 10 余年，入住养老院，近期出现无法自己进食、长时间便秘、拒绝洗澡等情况。现在只记得自己的照护员，儿女来看望时她已不认识。

请同学们围绕案例绘制适合该患者生活的环境改造内容的思维导图。

任务二 饮食与营养

【任务目标】

1. 知识与技能目标：能说出热能、营养素的概念；能列举评估老年人饮食与营养的内容；能说出老年人饮食方面的常用知识及注意事项，安全有效地协助失智老年人完成日常生活并给予有针对性的照护。

3-1-3 课件

2. 过程与方法目标：在案例分析、情景模拟过程中，初步学会饮食与营养的评估，并为失智老年人完成饮食照护。

3. 情感态度与价值观目标：从日常饮食照护的过程中，培养责任心、耐心、爱心，体现人文关怀。

3-1-4 微课

【任务分解】

饮食是对老年人提供相应照护服务的基础，通过评估，我们可以更好地了解老年人目前的身体、心理、家庭、社会等功能，以便更好地为老年人提供有针对性的照护，缓解照护员的压力，更好地促进老年人生活质量的提高。本任务包括饮食与营养的评估、饮食与营养概述及失智老年人的饮食照护三个方面。

【任务实施】

一、饮食与营养的评估

（一）饮食状况评估

由于认知功能的下降，失智老年人对进食的需求会变得和以往不同，而且存在选择困难和进食能力下降，因此照护员要给予老年人更多的耐心，仔细观察他们的进食情况。评估内容如下：

1. 使用餐具的能力：老人能否使用筷子、勺子、叉子，能否自行将食物送入口腔。

2. 咀嚼的能力：老人能否进行咀嚼吞咽，吞咽速度如何，有无饮水呛咳现象，有无饮食中突然出现发愣、瞪眼、脸憋红、急迫的表现。

3.消化排泄的能力:老人消化食物的情况;老人二便情况,如大便的颜色、性状、量、次数、排便的轻松及难易程度等。

4.日常饮食习惯:根据老人的饮食习惯,合理烹饪和进行膳食搭配,注意食物的色、香、味及是否易消化等特点。

5.餐具选择:老人使用的餐具最好选择不易破损的不锈钢制品,进食时不要让老人用尖锐的刀、叉、勺子,要选方便握持的餐具,筷子要选不易滑落的。

6.过烫器皿的放置距离:盛有过烫食物的器皿一定要远离老人,以免发生烫伤。

7.用餐环境:保持用餐环境的光线明亮,但是不能刺眼。柔和愉悦的氛围更有利于老人主动进餐。

8.食物加工、盛装原则:食物要切成小块,以方便老人食用。对能自己进食的老人,照护员可把几种菜肴放到一个托盘里,但鱼肉要注意把骨刺提前剔净。若老人不能自行进食,需要旁人喂食的,可以将食物混合好后再进行喂食,这样可以增加饮食咀嚼的美味感。

9.食物性状:不要让老人吃黏性太强的食品,如糍粑、汤圆等;吞咽障碍或饮水呛咳者最好选择稠性糊状食物;液体和固体食物也要分开,以降低老人误吸的可能性。

10.用餐尊严:用餐时为老人系上围裙或围兜,以免老人的衣服弄脏。需喂食时应调整老人至坐位、半坐位或头高位等体位,以便于饮食及安全;一次不要喂太多,速度不宜太快;待老人吞咽完再喂下一口;给老人足够的咀嚼时间和营造愉悦的进餐氛围,使老人进食的食物能得到充分的消化和吸收。

(二)体格检查

通过对老人的外貌、皮肤、毛发、指甲、骨骼和肌肉等方面的评估可初步确定老人的营养状况,见表3-1-7。

表3-1-7　不同营养状况的身体征象

项目	营养良好	营养不良
外貌	发育良好、精神、有活力	消瘦、发育不良、缺乏兴趣、倦怠
皮肤	皮肤有光泽、弹性良好	无光泽、干燥、弹性差、肤色过淡或过深
毛发	浓密、有光泽	缺乏自然光泽、干燥稀疏
指甲	粉色、坚实	粗糙、无光泽、易断裂
口唇	柔润、无裂口	肿胀、口角裂、口角炎症
肌肉和骨骼	肌肉结实、皮下脂肪丰满、有弹性、骨骼无畸形	肌肉松弛无力、皮下脂肪菲薄,肋间隙、锁骨上窝凹陷,肩胛骨和髂骨突出

(三)人体测量

人体测量是指通过对人体有关部位的长度、宽度、厚度及围度的测量,以达到根据个体的生长发育情况了解其营养状况的目的。临床上最常用的是身高、体重、皮褶厚度和上臂围。

1. 身高、体重：身高和体重是综合反映生长发育及营养状况的最重要指标。由于身高、体重除受营养因素影响外，还受遗传、种族等多方面因素的影响，因此在评价营养状况时需要测量身高、体重并用测得的数值与人体正常值进行比较。测量出老人的身高、体重，然后根据公式计算标准体重，并计算实测体重占标准体重的百分数。百分数在±10%之内为正常范围，增加 10%～20% 为超重，超过 20% 为肥胖，减少10%～20% 为消瘦，低于 20% 为明显消瘦。

我国常用的标准体重的计算公式为 Broca 公式的改良公式。

男性：标准体重（kg）＝身高（cm）－105

女性：标准体重（kg）＝身高（cm）－105－2.5

实测体重占标准体重的百分数计算公式如下：

$$实测体重占标准体重的百分数＝\frac{实测体重－标准体重}{标准体重}×100\%$$

近年来，还采用体重和身高的平方的比来衡量体重是否正常，称为体重指数（BMI），即 BMI＝体重（kg）/[身高（m）]^2。按照中国营养学会的标准，BMI≥28kg/m^2 为肥胖，28kg/m^2＞BMI≥24kg/m^2 为超重，BMI＜18.5kg/m^2 为消瘦。

2. 皮褶厚度：皮褶厚度又称皮下脂肪厚度，反映身体脂肪含量，对判断消瘦或肥胖有重要意义。常用测量部位有肱三头肌部，即右上臂肩峰与尺骨鹰嘴连线中点处；肩胛下部，即右肩胛下角处；腹部，即距脐左侧 1cm 处。测量时选用准确的皮褶计，测定 3 次取平均值。三头肌皮褶厚度最常用，其正常参考值为：男性 12.5mm，女性16.5mm。所测数据可与同年龄的正常值相比较，较正常值低 35%～40% 为重度消瘦，低 25%～34% 为中度消瘦，低 24% 以下为轻度消瘦。

3. 上臂围：上臂围是测量上臂中点位置的周长，可反映肌蛋白贮存和消耗程度，是快速而简便的评价指标，也可反映能量代谢情况。我国男性上臂围平均为27.5cm。测量值＞标准值的 90% 为营养正常，测量值是标准值的 80%～90% 为轻度营养不良，测量值是标准值的 60%～80% 为中度营养不良，测量值＜标准值的 60%为严重营养不良。

（四）生化指标及免疫功能的评估

生化检验可以测定人体内各种营养素水平，是评价人体营养状况较客观的指标，可以早期发现亚临床营养不良。免疫功能测定可了解人体的免疫功能状况，间接反映机体营养状况。生化指标检测常用方法有测量血、尿中某些营养素或排泄物中代谢产物的含量，如血、尿、粪常规检验，血清蛋白、血清转铁蛋白、血脂、血清钙的测定，电解质、pH 等的测

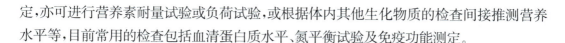

定,亦可进行营养素耐量试验或负荷试验,或根据体内其他生化物质的检查间接推测营养水平等,目前常用的检查包括血清蛋白质水平、氮平衡试验及免疫功能测定。

二、饮食与营养概述

(一)概念

热能(energy)是一切生物维持生命和生长发育及从事各种活动所必需的,由食物内的化学能转化而来。人体的主要热能来源是碳水化合物,其次是脂肪、蛋白质,因此这些物质又称为"热能营养素",它们的产热量分别为:碳水化合物 4kcal/g,脂肪 9kcal/g,蛋白质 4kcal/g。

人体对热能的需要量受年龄、性别、生理特点及劳动强度等因素的影响。根据中国营养学会的推荐标准,我国成年男子的热能需要量为 9.41～12.55MJ/d,成年女子为 7.53～10.04MJ/d。

营养素(nutrient)是能够在生物体内被利用,具有供给热能、构成机体及调节和维持生理功能的物质。人体所需的营养素有六大类:蛋白质、脂肪、碳水化合物、矿物质和微量元素、维生素和水,见表 3-1-8。

表 3-1-8　六大营养素及其功能

营养素	功　　能
蛋白质 (protein)	蛋白质是一切生命的物质基础,由多种氨基酸组成,并含有碳、氢、氧、氮及少量的硫和磷。正常成人体内蛋白质约占 16%～19%,且始终处于不断地分解与合成的动态平衡中,从而达到机体组织蛋白不断地更新及组织不断修复的目的
脂肪 (fat)	脂肪也称为脂类或脂质,在体内分解可产生大量热能。脂肪分为中性脂肪和类脂质。中性脂肪是由甘油和脂肪酸所组成的酯,也称为甘油三酯。类脂质是溶于脂肪或脂肪溶剂的物质。根据化学结构的不同,脂肪中的脂肪酸又可分为饱和脂肪酸和不饱和脂肪酸。不饱和脂肪酸一般在体内不能合成,必须通过食物供给,称为必需脂肪酸
碳水化合物 (carbohydrate)	碳水化合物又称糖类,由碳、氢、氧三种元素组成。根据分子结构的不同,可将碳水化合物分为单糖(如葡萄糖、果糖)、双糖(如麦芽糖、蔗糖、乳糖)及多糖(如淀粉、糖原、纤维素与果胶等)
矿物质 (minerals)	矿物质也称无机盐,包括除碳、氢、氧、氮以外的体内各种元素。其中含量较多的有钙、镁、钾、钠、磷、氯、硫 7 种元素,称为常量元素。其他的元素含量甚微,如铁、铜、锌等,称为微量元素
维生素 (vitamin)	维生素是维护人体健康、促进生长发育和调节生理功能所必需的有机化合物。维生素既不参与组织构成也不供给热能,但缺少其中任何一种或几种,都将对整个机体代谢产生影响,甚至导致机体发生维生素缺乏性疾病。维生素在体内不能合成或合成较少,因此食物中必须供给足量的各种维生素。维生素的种类很多,按溶解性可分为水溶性(维生素 B_1、B_2、B_6、C)和脂溶性(维生素 A、D、E、K)两大类
水 (water)	水是人类生存所必需的物质,是人体组织中不可缺少的成分,有帮助血液流动、促进营养物质消化吸收等多种功能

【知识窗】

第七营养素：膳食纤维

膳食纤维（dietary fiber,DF）是指能抵抗人体小肠消化、吸收,并在大肠内全部或部分发酵的可食用的植物性成分以及多糖类为主的大分子物质的总称,包括纤维素、木质素、半纤维素、果胶及果胶类食物等。膳食纤维虽然不能被人体消化吸收,但膳食纤维在体内具有重要的生理作用,是维持人体健康必不可少的一类营养素。

膳食纤维的吸水溶脂性能有利于刺激胃肠道的蠕动,并软化粪便,防止便秘;能够降低血胆固醇及血糖水平,预防心脑血管疾病及糖尿病;能够抗氧化、清除自由基;能够阻碍重金属等有害物质的吸收。同时,还可以改善肠道菌群,维持体内的微生态平衡,有利于某些营养素的合成。由于膳食纤维在预防人体胃肠道疾病和维护胃肠道健康方面功能突出,因而有"肠道清洁夫"之称;由于其与人体健康密切相关,因此又有"第七营养素"的美誉。

（二）饮食、营养与健康的关系

1. 合理饮食与健康

合理饮食对于维持及促进机体健康有非常重要的作用。

（1）促进生长发育：营养素是维持生命活动的重要物质基础,对人体的发育起着决定性作用。某些营养素的缺乏可影响人的身心生长发育。

（2）构成机体组织：蛋白质是构成机体的重要成分;糖类参与构成神经组织;脂类参与构成细胞膜;维生素参与合成酶和辅酶;钙、磷是构成骨骼的主要成分。

（3）提供能量：碳水化合物、蛋白质、脂肪在体内氧化可提供能量,供给机体进行各种生命活动。

（4）调节机体功能：神经系统、内分泌系统及各种酶类共同调节人体的活动,这些调节系统也是由各种营养素构成的。另外,适量的蛋白质及矿物质中的各种离子对维持机体内环境的稳定也具有重要的调节作用。

2. 不合理饮食与健康

某些营养素过多、过少或饮食不当都可能损害健康,并导致某些疾病的发生与发展。

（1）营养不足：食物单调或短缺可造成营养缺乏性疾病,如缺铁性贫血、佝偻病等。

（2）营养过剩：营养过剩可造成某些营养失调性疾病,如肥胖、心脑血管疾病、恶性肿瘤等。

（3）饮食不当：多种因素,如食品处理不当、食品搁置过久、生熟食品交叉污染、暴饮暴食等均可引起一些食源性疾病,如胃肠炎;不卫生的饮食或食入有毒食物可引起食物中毒;某些人对特定食物还可发生过敏反应。

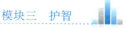

3.合理日常膳食

人们可通过平衡膳食、合理摄入营养物质来减少与膳食有关的疾病。在日常生活中应做到:食物要多样,饥饱要适当,油脂要适量,粗细要搭配,食盐要限量,甜食要少吃,饮酒要节制,三餐要合理,活动与饮食要平衡。为了帮助人们合理搭配日常膳食,美国最早于1992年设计了一个"食物指导金字塔",我国也根据中国居民膳食的特点提出了中国居民平衡膳食宝塔。

中国居民平衡膳食宝塔是根据中国居民膳食指南,结合中国居民的膳食结构特点设计的(图3-1-1)。它把平衡膳食的原则转化为各类食物的重量,并以直观的宝塔形式表现出来,便于群众理解和在日常生活中应用。膳食宝塔共分五层,包含我们每天应吃的主要食物种类。宝塔各层位置和面积不同,这在一定程度上反映出各类食物在膳食中的地位和应占的比重。

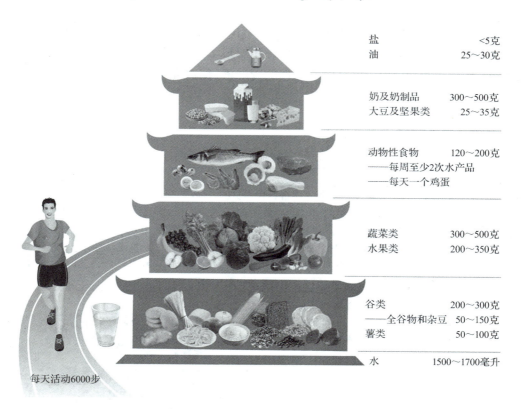

图 3-1-1 中国居民平衡膳食宝塔(2022)

（三）食物选择

老人的食物选择很重要，丰富而有针对性的营养素的摄入，可以延缓大脑衰退、健脑，增强记忆，促进老人生活质量的提高。

1. 多吃健脑益智食物：核桃、芝麻、莲子、黄花菜、花生、大枣、桑葚、桂圆、葡萄、荔枝、松子、山楂、鱼等食物。

2. 补充含胆碱及卵磷脂丰富的食物：含胆碱最多的食物有鱼、瘦肉、鸡蛋（特别是蛋黄）等。含卵磷脂最多的食物有蛋黄、芝麻、花生等。

3. 多吃抗氧化食物：鱼类、海产品、奶油、鸡蛋、牛奶、橙黄色和绿色蔬菜（富含维生素 A、维生素 C、维生素 E）。

4. 注意矿物质的补充：老年人要注意补充钙、镁、钾、硒。镁在绿色蔬菜、坚果中含量丰富；钾在蔬菜和水果，尤其是黄色蔬菜、水果中含量丰富；硒在海洋食物和动物肝脏及肉类中含量丰富。

三、失智老年人的饮食照护

根据对老年人营养状况的评估，结合疾病的特点，照护员可以为老年人制订有针对性的营养计划，并根据计划对老年人进行相应的饮食护理，可帮助老年人摄入足量、合理的营养素，促进老年人康复。

3-1-5　一般进食
照护

（一）一般进食照护

一般进食照护操作要点见表 3-1-9。

表 3-1-9　一般进食照护操作流程

流程	操作要点
评估解释	核对床号、姓名，向老人及其家属解释操作目的、过程及配合事项
准备	（1）环境准备：环境清洁、整齐、明亮、舒适，适合进餐 （2）照护员准备：服装整洁，洗净双手 （3）老人准备：询问老人进餐前是否需要大小便，根据需要协助排便，协助老人洗手 （4）物品准备：饮食卡、餐具、食物、餐巾（或毛巾）、餐巾纸、水杯（带温水）、清洁口腔用品，根据需要准备轮椅或床上支架（或过床桌）、靠垫、枕头等
实施	（爷爷/奶奶），您好，现在我将协助您进食，您可以配合我吗？ （1）沟通：向老人解释操作目的、进食需要配合动作等，取得老人的配合 （2）摆放体位：根据老人自理程度及病情取适宜体位（如轮椅坐位、床上坐位、半坐卧位、侧卧位），面部侧向照护员，将餐巾或毛巾垫在老人颌下及胸前部 （3）测试温度：腕部测温（以不烫手为宜）（图 3-1-2） 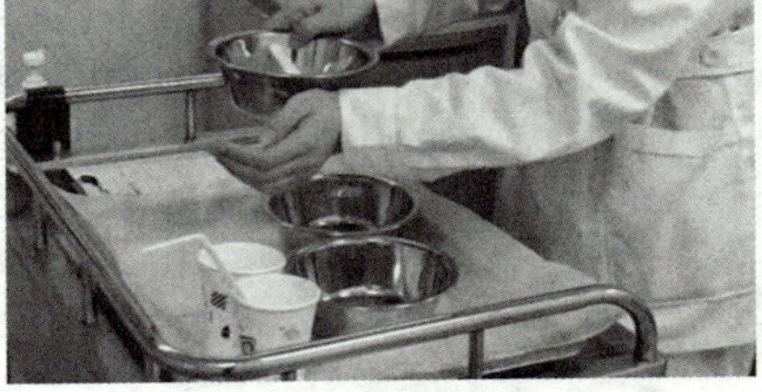

图 3-1-2　腕部测温

续表

流程	操作要点
实施	(4)协助进餐：照护员将已经准备好的食物盛入老人的餐具中并摆放在餐桌上，鼓励能够自己进餐的老人自行进餐，叮嘱老人细嚼慢咽，不要边进食边讲话，以免发生呛咳(图3-1-3) 进食顺序：汤—饭—汤—菜—汤（软硬搭配） 图 3-1-3 协助进餐 (5)不能自行进餐的老人：由照护员喂食，以汤匙喂食时，食物量为汤匙的 1/3 为宜，每喂食一口，等老人完全咽下后再喂食下一口，不宜太急，照护员协助老人进食后漱口，并用毛巾擦干口角水痕 (6)叮嘱老人不能立即平卧，保持进餐体位 30min 后再卧床休息
整理记录	(1)照护员撤去毛巾等用物，整理床单位 (2)使用流动水清洁餐具，必要时进行消毒 (3)洗手，记录老人进食时间和食物种类等
注意事项	(1)食物温度适宜，如太高会发生烫伤，如太低会引起胃部不适 (2)对于咀嚼或吞咽困难的老人，可将食物打碎成糊状，再协助进食 (3)老人进食中发生呛咳、噎食等现象，立即急救处理，并通知医护人员及家属 (4)老人进餐后不宜立即平卧，以防止食物反流

(二)特殊进食照护

随着失智症的进展，失智老年人的进餐可能会变得越来越困难。必要时，家属和照护员可以将所配置的饮食做好后，用榨汁机或豆浆机将食材充分搅拌，使其成流质饮食，通过鼻饲管进行鼻饲。

根据老人的消化能力和身体需要，鼻饲饮食的种类可分为混合奶、匀浆混合奶和要素饮食三类。

1.混合奶：适用于身体虚弱、消化功能差的老人，具有营养丰富、易消化吸收等特点。其主要成分有牛奶、豆浆、鸡蛋、藕粉、米粉、豆粉、浓肉汤、鸡汤、奶粉、新鲜果汁、菜汁等。

2.匀浆混合奶：是将混合食物用电动搅拌机进行搅拌、打碎成均匀的混合浆液，适用于消化功能好的老人，具有营养平衡、富含膳食纤维、口感好、易消化、配置方便等特点。其主要成分有牛奶、豆浆、豆腐、煮鸡蛋、瘦肉末、熟肝、煮蔬菜、煮水果、烂饭、去皮馒头、植物油、白糖和盐等。

3.**要素饮食**：是一种简练精制的食物，含有人体所需的易于消化吸收的营养成分。要素饮食适用于患有非感染性严重腹泻、消化吸收不良、慢性消耗性疾病的老年人。要素饮食无须经过消化过程即可直接被肠道吸收和利用，为人体供应热能及营养。其主要成分包含游离氨基酸、单糖、主要脂肪酸、维生素、无机盐类和微量元素等。

3-1-6　特殊进食照护

特殊进食护理操作要点见表3-1-10。

表 3-1-10　特殊进食护理操作流程

流程	操作要点
评估解释	核对床号、姓名，向老人及其家属解释操作目的、过程及配合事项
准备	（1）环境准备：环境清洁、整齐、明亮、安全、舒适 （2）照护员准备：服装整洁，洗净双手 （3）老人准备：询问老人进餐前是否需要大小便，根据需要协助排便，将眼镜或义齿取下，妥善放置 （4）物品准备：饮食单、鼻饲管及鼻饲饮食200ml、水杯（内盛100ml温开水）、灌注器或50ml注射器、弯盘、餐巾纸适量、餐巾或毛巾、纱布、橡胶圈、别针、记录单、笔、软枕2～3个
实施	（爷爷/奶奶），您好，现在我将协助您进食，您可以配合我吗？ （1）沟通：向老人解释操作目的、鼻饲时需要配合的动作等，取得老人的配合 （2）摆放体位：对于上半身功能较好的老人，应协助老人采用坐位或半坐位；对于平卧的老人，应将床头摇高或使用软枕垫起，使之与床水平线呈30°角（图3-1-4） （3）在老人颌下垫餐巾或毛巾 （4）检查鼻饲管：首先检查鼻饲管固定是否完好，插入长度是否与鼻饲管标记一致；检查鼻饲管是否在胃内，打开盖帽，用灌注器抽吸胃液，有胃液表示在胃内，推回胃液，盖好盖帽 （5）测试鼻饲饮食温度：照护员应将灌注器放在手腕部，以感觉温热不烫手为宜（38～40℃） （6）灌食：用灌注器抽吸20ml温开水注入鼻饲管，以确定鼻饲管是否通畅，同时润滑管腔，刺激胃液分泌；用灌注器抽吸鼻饲饮食（50ml/管），打开盖帽，缓慢注入鼻饲管，速度为10～13ml/min，注完后盖好盖帽，再次抽吸鼻饲饮食，同法至鼻饲饮食全部灌注完毕；每次鼻饲量不超过200ml，推注时间以15～20min为宜，间隔时间大于2h（图3-1-5）

图 3-1-4　摆放体位

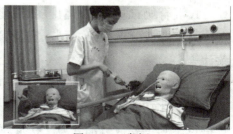

图 3-1-5　鼻饲

续表

流程	操作要点
实施	(7)冲管:鼻饲完毕,用灌注器抽吸 30～50ml 温开水注入鼻饲管,冲净鼻饲管内食物残渣,盖好盖帽 (8)叮嘱老人不能立即平卧,保持进餐体位 30min 后再卧床休息,有利于食物消化与吸收,以防喂食后食物反流引发误吸(图 3-1-6) 图 3-1-6 保持体位
整理记录	(1)撤去餐巾或毛巾,整理床单位 (2)清洗用物,将灌注器在流动水下清洗干净,用开水浸泡消毒后放入碗内,上面覆盖纱布备用。灌注器更换频率为每周 1 次,预防消化道疾病发生 (3)洗手,准确记录鼻饲时间和鼻饲量 (4)重点观察老人鼻饲后有无腹胀、腹泻等不适症状并记录
注意事项	(1)食物温度适宜 (2)根据老人情况选择合适饮食种类 (3)正确检查鼻饲管,妥善固定 (4)老人进餐后不宜立即平卧,以防食物反流

(三)特殊问题处理

老人进食过程中出现特殊问题应及时处理。

1.恶心:若老人在进食过程中出现恶心,可鼓励其做深呼吸并暂时停止进食。

2.呕吐:若老人发生呕吐,应及时给予帮助。将老人头偏向一侧,防止呕吐物进入气管内;为老人提供盛装呕吐物的容器;尽快清除呕吐物并及时更换被污染的被服等;开窗通风,去除室内不良气味;帮助老人漱口或给予口腔护理,以去除口腔异味;询问老人是否愿意继续进食,对不愿意继续进食者,可帮助其保存好剩下的食物待其愿意进食时给予;观察呕吐物的性质、颜色、量和气味等并做好记录。

3.呛咳:告诉老人在进食过程中应细嚼慢咽,不要边进食边说话,以免发生呛咳。若老人发生呛咳,应帮助老人叩背;若异物进入喉部,应及时在腹部剑突下、肚脐上用手向上、向下推挤数次,使异物排出,防止发生窒息。

【想一想】

围绕情景导入,请与小组同学一起思考:应从哪些方面做好老人饮食照护?

【任务拓展】

罗奶奶，患有失智症，吃完午餐才 1h，罗奶奶又嚷着肚子饿、想吃饭，还说她起床后没吃过东西，抱怨家人不给她东西吃，事实上，罗奶奶除了早餐、午餐之外，在早餐后也吃了点心。罗奶奶最近就是这样，总是吵着要吃东西，如果不给，她还会生气、骂人，甚至到处跟人抱怨。为了她的健康，又不能无限制地给她食物，让家属很伤脑筋。

请同学们围绕案例绘制关于该患者饮食评估与照护的思维导图。

任务三　清洁照护

情景导入　李爷爷，74 岁。3 年前出现记忆力减退、反应迟钝。近半年以来出现计算能力下降、行动不便、渐渐不能控制大小便、拒绝洗澡等情况。平时和老伴一起居住，日常生活由老伴照顾。平时喜欢看电视，育有一女，住在外地。

3-1-7　课件

3-1-8　微课

【任务目标】

1. 知识与技能目标：能叙述老年人清洁方面的常用知识及注意事项；能安全有效地协助老年人完成日常生活并给予有针对性的照护。

2. 过程与方法目标：在案例分析、情景模拟过程中，初步学会老年人清洁照护的方法，并能顺利进行清洁工作。

3. 情感态度与价值观目标：培养学生的细心、耐心和责任心，发扬敬老爱老的精神。

【任务分解】

清洁身体和环境，不仅可以使人感觉舒适，改善自我形象，拥有自信和自尊，还可以预防疾病。照护员应该掌握老年人身体和居室环境清洁的方法，为失智老年人做好基本的身体清洁，提高老人的舒适度，提高老人的生活质量。本任务包括晨晚间洗漱、身体清洁、居室环境卫生清洁三个方面。

【任务分析】

清洁照护是失能失智老年人护理的一项重要内容。清洁照护的目的是使老人清洁舒适，预防压疮及肺炎等并发症；居室环境清洁也可使老年人居室及床单位等保持整洁、舒适、美观。

【任务实施】

一、晨晚间洗漱

(一)洗脸

洗脸操作流程见表3-1-11。

表 3-1-11　洗脸操作流程

流程	操作要点
评估、解释	核对床号、姓名,向老人及其家属解释操作目的、过程及配合事项
准备	(1)照护员准备:着装整洁,洗净并温暖双手,戴口罩 (2)物品准备:温水适量(水温以40℃为宜)、中性洁面乳、面部润肤露、水温计1支、面部清洗专用盆1个、毛巾2条 (3)老人准备:解释操作目的、程序 (4)环境准备:关闭门窗,室温以24~26℃为宜
实施	(1)携用物至床旁,核对并向老年人解释操作目的、方法、配合要点,取得老年人的配合 (2)把水温计放入水中,检测水温是否合适。照护员要先测试毛巾温度是否合适,再给老年人擦洗局部 (3)将小毛巾浸湿后拧干,对折成四层 ①用小毛巾的四个角擦洗双眼,由内眦擦向外眦 ②洗净小毛巾,将小毛巾包裹在手上,分别用洁面乳、清水擦拭额部(由中间向左右擦洗)、鼻子(由上向下擦洗)、脸颊(由鼻唇、下颌向左右面颊擦洗)、耳后、颈部(由中间向左右擦洗) ③注意清洗眼周围的分泌物、口鼻周围的污垢,擦拭动作要轻柔 (4)用清洁湿毛巾擦净面部至没有乳液泡沫为止,可根据情况清洗多遍。再用清洁干毛巾拭干面部水滴,为老年人涂抹润肤露
整理记录	(1)撤去用物,妥善安置老年人于舒适体位,整理床单位 (2)清洗双手、记录
注意事项	(1)检查水温之后,先用少量的水让老年人感觉水温是否适宜 (2)清洗时注意水温变化,随时调节水温 (3)随时与老年人保持有效沟通,在保证安全的前提下尽量满足老年人的需求 (4)随时观察老年人的身体和情绪变化情况,如有异常,立即停止

(二)特殊口腔护理

　　有些失能失智老年人不能自主完成口腔清洁,为了使其口腔清洁、湿润,预防口腔疾患,保持正常口腔功能,增进食欲,需进行特殊口腔护理。特殊口腔护理操作流程见表3-1-12。此外,清洁口腔的同时也可以更好地了解老人口腔情况,为后续照护提供依据。

3-1-9　特殊
口腔护理

表 3-1-12　特殊口腔护理操作流程

流程	操作要点
评估、解释	核对床号、姓名，向老人及其家属解释操作目的、过程及配合事项
准备	(1)照护员准备：着装整洁，洗净并温暖双手，戴口罩(图 3-1-7) (2)物品准备：大棉棒 1 包(或口腔护理包 1 个：弯盘内盛 16～18 个无菌棉球、弯血管钳、镊子、压舌板)、漱口杯 1 个(内盛温漱口水，必要时备吸管 1 根)，毛巾 1 条，污物碗或弯盘 1 个，手电筒 1 把，必要时准备润唇膏 (3)老年人准备：解释操作目的、程序，协助老年人取侧卧位头偏一侧或半坐卧位 (4)环境准备：室内环境清洁，光线充足，温度、湿度适宜 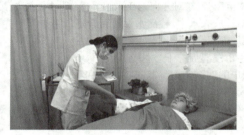 图 3-1-7　自身准备
实施	(1)携用物至床旁，再次核对并解释操作目的与配合要点，取得老人配合(图 3-1-8) 图 3-1-8　核对解释 (2)调节护理床高度，使老年人舒适 (3)协助老年人将头偏向一侧(朝向照护员)，毛巾铺在老年人颌下及胸前，污物碗置于床旁便于取用处 (4)水杯内盛 2/3 满漱口液，递到老年人口角旁，取棉棒蘸适量温水轻轻湿润老年人口唇(图 3-1-9) (5)能漱口的老年人(意识不清者忌漱口)协助其用吸管吸引漱口水至口腔后紧闭双唇，用一定力量鼓动颊部，使漱口液在牙缝内外来回流动冲刷。漱口水吐于污物碗内(图 3-1-10)

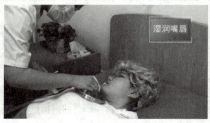
图 3-1-9　湿润口唇

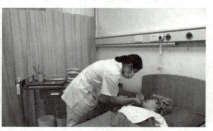
图 3-1-10　协助漱口

续表

流程	操作要点
实施	（6）照护员一手持手电筒，另一手用压舌板轻轻撑开老年人面颊部，评估老年人口腔情况，注意观察口腔黏膜是否有出血、溃疡等。如有义齿，应取下清洁（图3-1-11） 图3-1-11　检查口腔　　　　　图3-1-12　擦拭口腔 （7）用棉棒擦拭 ①取棉棒蘸适量漱口水（或打开口腔护理包，用漱口水浸湿棉球后，右手持弯血管钳夹取棉球，左手持镊子拧干棉球）依次擦拭口腔内各部位（图3-1-12） ②擦拭顺序为：按先左后右顺序纵向擦洗牙齿外侧面（由内而外纵向擦拭至门齿），再按上内侧面、上咬合面（环形擦拭）、下内侧面、下咬合面、颊部（弧形擦洗）的顺序擦洗，轻轻按压牙龈，同法擦洗另一侧，最后擦洗硬腭、舌面、舌下 ③嘱老年人再次张口，检查口腔是否擦拭干净，用毛巾擦净老年人嘴角水迹 （8）根据老年人口唇黏膜情况，必要时涂擦润唇膏 （9）撤去毛巾及其他用物，协助老年人取舒适体位
整理记录	（1）整理用物，整理床单位 （2）洗手、记录
注意事项	（1）操作过程中应与老年人进行有效沟通，随时询问其感受与要求，以便调整操作方法，满足老年人需求 （2）操作动作要轻柔、敏捷、准确，注意节力，必要时，照护员可使用一次性橡胶手套 （3）帮卧床失智老年人漱口时，口角边垫好毛巾，避免污染被服 （4）每次含漱口水的量不可过多，避免发生呛咳或误吸 （5）棉棒蘸漱口水不宜过多，以免水流入气道引起老年人呛咳，棉棒蘸水量应以轻压水杯壁不滴水为宜 （7）一个棉棒只能使用一次，不可反复蘸取漱口水使用 （8）擦拭上腭及舌面时，位置不可太靠近咽部并注意动作迅速、轻柔，以免引起老年人恶心、不适

【知识窗】

不同漱口水的功效

要根据老年人的口腔情况，选择具有不同作用的漱口水。

1. 生理盐水：可以清洁口腔、预防感染，通常为老年人口腔护理的首选溶液。

2.3％复方硼酸溶液或复方硼砂溶液：具有轻度抑菌作用，可以消除口臭，适用于接受放疗的老年人及口腔溃疡、口腔pH呈碱性者。

3.1‰～3‰过氧化氢溶液（双氧水）：有抑菌防臭作用，适用于口腔感染有溃烂坏死组织者，以及有中度口腔炎的老年人。

4.0.2‰灭滴灵：口臭者，常提示有厌氧菌感染，可给予0.2‰灭滴灵漱口。

5.0.25‰碘伏：可以预防口腔溃疡、去除口臭，为危重老年人首选口腔护理液。

6.1‰制霉菌素或1‰～4‰碳酸氢钠溶液：适用于有真菌感染的老年人。

7.0.1‰柠檬酸溶液：可以增加唾液的分泌。

二、身体清洁

由于皮肤新陈代谢旺盛，排泄的废物易黏附于皮状表面，对皮肤形成刺激，使老年人抵抗力下降，以致破坏其屏蔽作用，造成各种感染。沐浴是最让人感觉舒适的身体清洁方法。当老年人因各种原因不能沐浴时，可以进行全身擦浴。

擦浴可以清洁全身皮肤，去除污垢，增进老年人的舒适度，维护老年人的自尊和自我形象，满足老年人的生理和心理需要。擦浴可刺激皮肤，促进全身血液循环，预防压疮及皮肤感染等并发症的发生。观察老年人全身皮肤情况，开展有针对性的照护服务。活动肢体，防止老年人肌肉萎缩和关节僵硬。增进与卧床老年人之间的沟通，给予情感上的支持。全身擦浴详细操作流程见表3-1-13。

3-1-10　全身擦浴

表3-1-13　全身擦浴操作流程

流程	操作要点
评估、解释	核对床号、姓名，向老人及其家属解释操作目的、过程及配合事项
准备	(1)照护员准备：着装整洁，洗净并温暖双手，戴口罩 (2)物品准备：水盆3个，水桶2个（一桶盛有40～45℃的温水，另一桶放污水），小毛巾1块，大毛巾3条，浴巾2条，沐浴液，润肤露，梳子，清洁的衣裤等 (3)老年人准备：评估老年人的身体状况、自理能力、四肢活动情况及配合能力，询问是否需要如厕，协助老年人取仰卧位 (4)环境准备：室内环境清洁，光线充足，调节室温至24～26℃，关门窗
实施	(1)携用物至床旁，再次核对老年人床号、姓名并解释操作目的、方法、注意事项与配合要点，取得老年人的配合 (2)调节护理床高度，使老人舒适 (3)全身各部位擦浴 ①按照洗脸的方法擦洗面部（图3-1-13） 四角方巾擦拭眼角（对侧内外眼角，近侧内外眼角） 图3-1-13　洗脸

流程	操作要点
实施	②手臂清洁(图3-1-14) • 脱去老年人一侧衣袖,暴露手背,浴巾铺于手背下,小毛巾浸湿后包裹在手上 • 分别用浴液、清水由老年人前臂向上臂擦拭,最后清洁老年人双手,擦洗完毕用浴巾擦干 • 同法擦拭另一侧 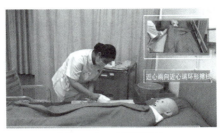 图 3-1-14　手臂清洁 ③胸部清洁(图3-1-15) • 将被子向下折叠,暴露老年人胸部,用浴巾遮盖胸部 • 小毛巾浸湿后包裹在手上,分别用浴液、清水由老年人颈部向下擦拭胸部及两侧 • 擦净皮肤褶皱处(如腋下、乳房下垂部位),擦洗中随时掀开与遮盖浴巾 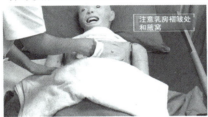 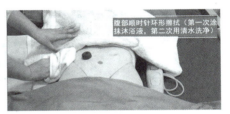 图 3-1-15　胸部清洁　　　　图 3-1-16　腹部清洁 ④腹部清洁(图3-1-16) • 将被子向下折至大腿上部,用浴巾遮盖胸腹部 • 浸湿的小毛巾包裹在手上,分别用浴液、清水由老年人上腹部向下腹部擦拭 • 擦净肚脐皱褶处,擦洗中随时掀开与遮盖浴巾 ⑤背、臀部清洁(图3-1-17) • 协助老年人翻身侧卧,使其背部朝向照护员,暴露背、臀部 • 浴巾铺于背、臀下,浸湿小毛巾包裹在手上,分别用浴液、清水由老年人腰骶部螺旋形向上至肩部擦洗全背,再擦洗臀部 • 然后用浴巾擦干,更换清洁上衣 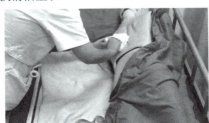 图 3-1-17　背、臀部清洁

续表

流程	操作要点
实施	⑥下肢清洁（图3-1-18） • 协助老年人取平卧位，暴露双腿，浴巾遮盖一侧下肢，另一侧下肢屈膝 • 照护员一手包裹浸湿的小毛巾，另一手扶住老年人屈膝下肢的踝部（呈固定状），分别用浴液、清水由小腿向大腿方向擦洗，再用浴巾擦干 • 同法擦洗对侧下肢 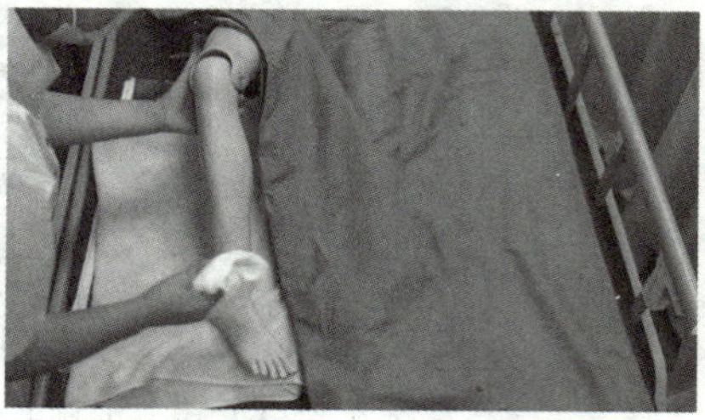 图3-1-18　下肢清洁 ⑦足部清洁（图3-1-19） • 照护员将被尾向上折，取一软枕垫在老年人膝下，将橡胶单和浴巾铺于足下 • 水盆放在浴巾上，将一只脚浸于水中，用小毛巾清洗各部位（注意脚趾缝），洗后放在浴巾上 • 同法清洗另一侧 • 撤去水盆，用浴巾擦干双足 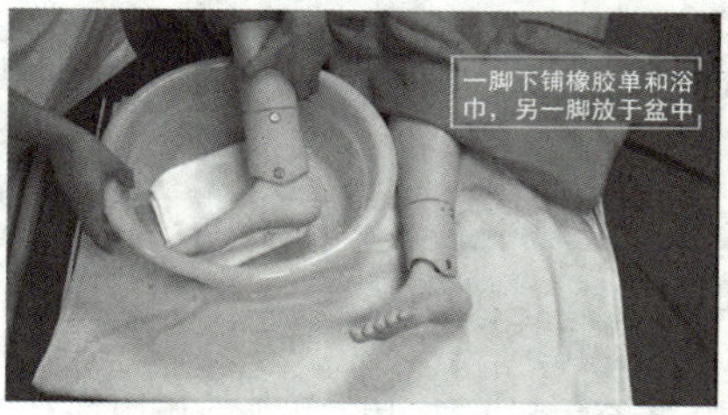 一脚下铺橡胶单和浴巾，另一脚放于盆中 图3-1-19　足部清洁 ⑧会阴清洁 • 照护员戴上手套，在臀下垫橡胶单 • 用清水清洁会阴，注意男女会阴清洁顺序 ⑨撤去水盆，脱手套 (4)更换清洁衣裤
整理记录	(1)整理用物，安置老年人于舒适卧位，整理床单位 (2)洗手、记录
注意事项	(1)操作中需要及时调整水温，更换热水 (2)要注意及时用浴巾遮盖老年人身体，注意保暖 (3)避免在老年人空腹和进食后立即进行擦拭 (4)尽量减少对老年人的翻动，注意床旁保护，防止老年人坠床 (5)操作时，动作要轻柔、敏捷，注意节力并保护老年人隐私 (6)操作过程中注意与老年人保持有效交流。如果擦拭过程中老年人出现寒战、面色苍白等情况，要立即停止擦浴，让老年人休息并注意保暖 (7)尽可能鼓励老年人自行擦拭可擦到的部位

【知识窗】

高龄和失能老年人洗浴现状

2003年，中国城乡老年人口状况一次性抽样调查数据显示，在吃饭、穿衣、上下床、上厕所、洗浴、室内走动这6项指标中，洗浴不能自理的比例最高，为90.8%，其中无法自行洗浴的比例为26.6%，有点困难的比例为9.8%。许加明对城市老年人长期照护需求分析的调查结果显示，在城市老年人基本日常生活方面，进食、脱衣穿衣、梳头或刮胡子、上床或起床需求得分分别为（0.33±0.549）、（0.47±0.695）、（0.50±0.688）、（0.57±0.735)分，而洗浴为(0.71±0.787)分，这表明洗浴是老年人最需要帮助的。同时，一项养老院失能老年人日间照顾时间及内容的调查数据表明，失能老年人生活照顾所需时间最多，其中洗浴为（39.39±18.53）min，占每日工作时间的8.21%，其主要原因是养老机构人力资源配置不足及洗浴设施不完善，导致老年人的洗浴需求很难得到满足。

三、居室环境卫生清洁

老年人身体功能日益下降，身体抵抗力下降，容易发生各种感染，最常见的是呼吸道感染，感染发生后易继发各种并发症，如气管炎、肺炎等，导致老年人病情加重，给家庭和社会带来一定的经济负担。

（一）操作流程

加强对失智老年人居室环境的清洁消毒，可以有效降低感染事件的发生，提高老年人生活质量。照护员需掌握清洁消毒等相关知识，以及对老年人的房间进行紫外线消毒等清洁消毒的服务技能。详细操作流程见表3-1-14。

表3-1-14　环境卫生清洁消毒操作流程

流程	操作要点
评估、解释	核对床号、姓名，向老人及其家属解释操作目的、过程及配合事项
准备	(1)照护员准备：穿工作服，戴好口罩、手套，必要时戴眼罩、穿隔离衣 (2)物品准备：消毒液、拖把、抹布、污物袋；屏风、固定式紫外线灯或移动式紫外线车、紫外线登记本，必要时准备大单、防紫外线伞、墨镜、口罩等 (3)环境准备：使用紫外线灯消毒前确保室内整洁，肉眼不可见灰尘和污垢，关闭门窗，关闭日光灯，将房间内的杯子、餐盒盖好盖子 (4)居室老年人准备 ①能活动的老年人：需在照护员的陪伴下离开房间(搀扶或轮椅推出)，待在一个安全、温暖的地方，以避开紫外线，并有人看护，防止走失或摔倒 ②卧床老年人：用屏风遮挡，并以大单或盖被保护身体及皮肤，嘱其佩戴墨镜，戴口罩，闭上眼睛；头部可用支架或防紫外线伞，支架外覆盖稍厚的棉布遮挡头面部

续表

流程	操作要点
实施	（1）居室的清洁消毒 ①消毒前准备：照护员打开各种柜门、抽屉，翻转床垫，关闭门窗 ②选用消毒方法：照护员选用适宜的方法进行房间消毒 ③消毒后处理：打开门窗通风，将床上用品放入污物袋，用消毒液擦拭地面、家具 （2）居室的紫外线消毒 ①将紫外线车/灯携至床旁，远离老年人头部 ②检查紫外线车/灯，确保处于备用状态 ③连接电源，再次确认老年人的保护情况 ④打开开关消毒 ⑤将紫外线车/灯的开关打开，照射时间为30～60min，对房间进行消毒 ⑥紫外线灯打开的过程中，要定时巡视病房情况，确保老年人的安全 （3）照射完成后，关闭紫外线车/灯的开关，断开电源 （4）拉开窗帘，打开门窗，通风 （5）妥善安置老年人 ①卧床老年人：拿去保护老年人所用的大单、盖被以及其他保护用具 ②能活动的老年人：查看老年人情况，开窗通风30min后请室外老年人回房间
整理记录	（1）整理用物：将紫外线车/灯移走，放回原处，用清洁的棉布擦拭 （2）洗手 （3）做好记录，在紫外线登记本上登记使用时间及情况，签名

（二）注意事项

1. 使用紫外线车或灯前，应观察紫外线照射时间及累计照射时间，是否需要更换灯管，检测紫外线照射强度，是否定期有人擦拭及每次使用操作人员是否有签名。

2. 若不能将老年人移出房间，则要做好皮肤和眼睛的保护工作。

3. 如老年人躁动，暂时不能进行紫外线消毒。若必须消毒，则应注意安全，保护得当，适当约束，专人看护。

4. 对卧床老年人进行皮肤防护时，应防止窒息，头部覆盖时一定要注意口鼻处，要留出空隙，便于呼吸。

5. 按要求正确使用各种消毒剂。

6. 开窗通风后，注意室内老年人的保暖，切勿着凉。

【做一做】

围绕本节知识点，请与小组同学制作为失智老年人清洁身体的思维导图。

【任务拓展】

吴奶奶，75岁，已婚，汉族，退休工人，小学文化。因渐进性智力减退于2023年5月入院。5年前家人发现老人经常丢三落四，东西放下就忘，夜里不睡觉，有时说耳旁似有人唱歌,但听不清内容。近 2 年来忘事更严重,即使在小区散步,也找不到回家的路。近 1 年来病情日益加重,女儿来看她也不认识。在家上完厕所,有时也找不到回房间的路。不会穿衣,常将双手插入一个袖子中,或将衣服穿反,或将内衣扣与外衣扣扣在一起,家人纠正,她反而生气。不知道主动进食,或只吃饭,或只吃菜。常常呆坐呆立,从不主动与人交谈,不关心家人。

请同学们根据案例,思考如何做好该患者的清洁照护。

任务四　排泄照护

【任务目标】

1.知识与技能目标:能叙述老年人排泄方面的常用知识及注意事项;能安全有效地协助失能失智老年人完成日常生活并给予有针对性的照护。

3-1-11　课件

2.过程与方法目标:在案例分析、情景模拟过程中,初步学会失能失智老年人排泄照护的方法,并能顺利进行排泄照护工作。

3.情感态度与价值观目标:培养学生的细心、耐心和责任心,对失能失智老年人进行排泄照护,发扬敬老爱老的精神。

3-1-12　微课

【任务分解】

排泄是机体将新陈代谢的产物和机体不需要或过剩的物质排出体外的生理过程,是维持生命的必要条件。排泄途径包括皮肤、呼吸道、消化道、泌尿道。消化道和泌尿道是最主要的排泄途径,即排便和排尿。

老年人自理能力下降,机体功能减弱或疾病等原因,导致排泄功能障碍。照护员应根据失智老年人的身体状况,掌握适宜的排泄体位、方法,以减轻其排泄时的不便和痛苦,提高生活质量。本任务包括如厕帮助、便器使用帮助及尿垫和纸尿裤更换。

【任务分析】

环境是影响排便的因素之一,嘈杂、异味等会使老年人情绪紧张,因此为老年人创造一个独立、隐蔽、安静、无异味的宽松环境,帮助老年人养成晨起规律排便的习惯,有利于老年人健康、规律生活。

【任务实施】

一、协助如厕

随着病程的发展，失能失智老年人可能会出现大小便失禁的情况，对其进行合理的排便照护显得至关重要。

1. 排便时间：符合生理要求的排便时间应该是早晨起床或早餐后。食物经过一昼夜的消化、吸收，形成粪便储存在乙状结肠，清晨起床后稍事活动易产生排便反射。

2. 大便颜色：正常情况下人体的粪便为黄褐色，一般为圆柱形，婴幼儿的大便呈浅褐色和金黄色也属正常。如果出现黑便或者黑血便并带有黏液，那么很可能是上消化道出血引起的，也就是说胃、十二指肠等出现了问题，如十二指肠溃疡、胃炎甚至肠道肿瘤等。

3. 大便次数：一般一天排便一次或者 2～3 天排便一次都是正常的，有不同体质的人四五天排便一次也是正常的。但是如果四五天不排便并且出现排便困难、大便干燥等症状，那么很可能就是便秘引起的。而便秘的原因又有很多，除了肠道疾病外，痔疮、肛裂等肛门疾病也会引起便秘。

4. 大便气味：爱吃肉食的人大便气味会比较重，素食主义者大便气味相对来说比较轻。慢性肠炎特别是患有直肠癌的人大便会有恶臭味儿。

排便小贴士：若清晨起床后饮用一杯温水，不但有利于清洗肠胃，还可以促进肠蠕动，从而产生便意，此时排便较为顺畅。另外，在早餐后，胃肠活动增强，也可引起肠蠕动促进排便。

3-1-13　协助如厕

协助老年人如厕操作流程详见表 3-1-15。

表 3-1-15　协助老年人如厕操作流程

流程	操作要点
评估、解释	核对床号、姓名，向老人及其家属解释操作目的、过程及配合事项
准备	(1)照护员准备：着装整洁，洗净并温暖双手，戴口罩 (2)物品准备：卫生间有便器及扶手设施、卫生纸，必要时床旁备坐便椅(图 3-1-20) (3)老年人准备： ①解释操作目的、方法、时间 ②询问老年人是否需要排便，根据老年人自理程度采取轮椅推行或搀扶方式(肌力评估) (4)环境准备：室内环境清洁，光线充足，温度、湿度适宜 检查坐便器，高度合适，稳固牢靠；坐便椅稳固、完好；检查靠椅完好；内部无毛边，可以使用 图 3-1-20　检查坐便椅

续表

流程	操作要点
实施	（1）照护员拉上床帘，协助老人坐起 （2）协助老人穿上防滑鞋，卷起裤脚至脚踝处（图3-1-21） 图3-1-21 穿防滑鞋 （3）照护员一手搀扶老年人腋下（或腰部），另一手协助老年人（或老年人自己）脱下裤子 （4）照护员双手环抱老年人腋下，协助老年人缓慢坐在坐便椅上，嘱其双手扶稳扶手进行排便 （5）老年人便后自己擦净肛门或身体前倾由照护员协助用手纸擦净肛门，用温开水清洗肛门，擦干（将卫生纸在手上绕三层左右，把手绕至臀部后，从前至后擦肛门，污物较多者反复擦2～3次） （6）老年人自己借助卫生间扶手支撑身体（或照护员协助老年人）起身，老年人自己（或照护员协助）穿好裤子 （7）照护员协助老年人回床休息 （8）开窗通风或开启抽风设备清除异味，之后将其关闭
整理记录	（1）倾倒污物，清洗消毒便盆，晾干备用 （2）洗手，做好记录
注意事项	（1）卫生间设有坐便器并安装扶手，方便老年人坐下和站起，保证安全 （2）卫生用品放在老人伸手可以取到的位置 （3）了解排便规律，制订如厕计划，及时提醒 （4）识别如厕需求迹象，及时引导，根据如厕能力给予协助与支持 （5）卫生间的通道应畅通，保持卫生间地面整洁，无水渍，以免滑倒 （6）房间靠近卫生间，方便老年人如厕 （7）卫生间门口张贴醒目标识，方便老年人及时找到 （8）卫生间都要保持充足的照明，门始终保持开的状态

二、便器使用帮助

对于运动功能减退不能下床活动正常如厕的老年人，照护员可帮助老年人在床上使用便器进行大小便，以此来满足老年人的排泄需求。便器包括便盆和尿壶。操作流程详见表3-1-16。

3-1-14 便器使用

表 3-1-16　便器使用帮助

流程	操作要点
评估、解释	核对床号、姓名，向老人及其家属解释操作目的、过程及配合事项
准备	（1）照护员准备：着装整洁，洗净并温暖双手，戴口罩 （2）物品准备：便盆、尿壶、一次性治疗巾、卫生纸、手套。必要时备温水、水盆、毛巾 （3）老年人准备 ①解释操作目的、方法、时间 ②评估老年人：身体活动情况，肌力情况 ③询问老人是否有便意，提醒老人定时排便 （4）环境准备：室内环境清洁，光线充足，调节室温至 24～26℃，关闭门窗，必要时用屏风遮挡（图 3-1-22） 图 3-1-22　环境准备
实施 1（便盆）	使用便盆 1. 放置便盆 （1）仰卧位放置便盆法 • 照护员协助老年人取仰卧位，掀开下身盖被折向远侧，协助其脱下裤子至膝部（图3-1-23） • 叮嘱老人配合屈膝抬高臀部，同时一手托起老人的臀部，另一手将便盆放置于老年人的臀下（便盆窄口朝向足部） • 为防止老年人排尿溅湿盖被，可在会阴上部覆盖一张一次性治疗巾（图3-1-24） • 为老年人盖好盖被 图 3-1-23　脱裤子　　图 3-1-24　治疗巾覆盖 （2）侧卧位放置便盆法 • 照护员将老年人裤子脱至膝部，双手扶住老年人的肩部及髋部翻转身体，使老年人面向自己呈侧卧位 • 掀开下身盖被折向自己的一侧，暴露臀部，将一次性治疗巾垫于老年人腰及臀下 • 再将便盆扣于老年人臀部（便盆窄口朝向足部），协助老年人恢复平卧位 • 在会阴上部覆盖一张一次性治疗巾 • 为老年人盖好盖被

续表

流程	操作要点
实施1 (便盆)	2.撤去便盆 (1)照护员戴上手套 (2)取卫生纸为老年人由前往后擦净肛门(图 3-1-25) (3)必要时用温水清洗肛门及会阴部并擦干 (4)擦净后,照护员一手扶稳便盆一侧,另一手协助老年人侧卧,取出便盆,撤去一次性治疗巾 从前往后擦至肛门处 由于教学需要由模型进行展示(真人需做好隐私保护) 图 3-1-25　用纸巾擦拭
实施2 (尿壶)	使用尿壶 (1)协助老年人取仰卧位,轻轻掀开盖被下端置于老年人的身体对侧 (2)照护员一手托起老年人的臀部,另一手将橡胶单(或一次性护理垫)垫于老年人臀下,嘱其膝盖拢拢,面向照护员 3.女性老年人 (1)采取仰卧位,屈膝,双脚稍微分开 (2)照护员单手拿尿壶,尿壶的开口边缘紧挨阴部,尿壶稳定地支撑在床上 (3)为防止尿液飞溅,在会阴上部盖上一次性治疗巾 4.男性老年人 (1)指导老年人将阴茎插入尿壶的接尿口,用手握住壶把固定 (2)阴茎不宜插入者,照护员应戴一次性手套将其插入
整理记录	(1)协助老人取舒适卧位,穿好裤子,整理床单位 (2)必要时协助老年人洗手,女性老年人清洗会阴 (3)观察、倾倒粪便,开窗通风 (4)冲洗消毒便盆,晾干备用 (5)洗手、记录
注意事项	(1)使用便盆前检查便盆是否洁净完好 (2)协助老年人排便,避免长时间暴露老年人的身体,导致受凉 (3)为老年人放置便盆时不可硬塞,以免损伤其皮肤 (4)使用尿壶时,应注意确定紧贴会阴部,以免漏尿淋湿床单位 (5)便盆及时倾倒并清洗消毒,避免污渍附着

三、尿垫、纸尿裤更换

尿(urine)是由肾生成,经输尿管、膀胱排出的含有大量代谢终产物的液体。正常人每昼夜排出的尿量为 1000～2000ml,一般为 1500ml 左右。在异常情况下，每昼夜的尿量可显著增多或减少，甚至无尿。每昼夜尿量长期保持在2500ml以上，称为多尿。每昼夜尿量在100~500ml，称为少尿。每天尿量不到100ml，可称为无尿。若尿量太多，则体内水分丧失过甚，结果会导致脱水。若尿量太少，代谢产物将聚积在体内，给机体带来不良影响；而无尿的后果，则更为严重。

尿失禁（incontinence of urine）是一种不自主地经尿道漏出尿液的现象，分为充盈性尿失禁、压力性尿失禁、急迫性尿失禁以及真性尿失禁。

充盈性尿失禁是因为严重的尿潴留患者膀胱内的尿液量达到了膀胱容量的极限而被挤出的情况。这种情况常见于严重的前列腺增生患者。压力性尿失禁是尿道括约肌的力量无法承受腹内压而导致的，常见于中老年女性，通常都会在大笑或者打喷嚏时出现。急迫性尿失禁见于膀胱炎或者严重的前列腺炎患者，是炎症刺激下尿路导致的一种尿失禁现象，需要抗炎对症治疗。而真性尿失禁是因为尿道括约肌的损伤而导致的。

对于不能自我控制排尿的老年人可以使用尿垫和纸尿裤。可利用尿垫作为衬垫来保护臀部，避免受到小便的浸泡导致局部出现溃烂，预防感染。

纸尿裤是一次性使用的纸类尿失禁用品，是成人护理产品之一。纸尿裤的选择，一定要适合老年人的体形，特别是腿部和腰部的松紧槽不能勒得过紧，否则会把皮肤勒伤。成人尿液较多，应选择防漏设计的纸尿裤，即大腿内侧立起的褶边及腰部防漏褶边在尿量过多时可有效地防止渗漏。使用时胶贴要能紧贴纸尿裤，并且在解开纸尿裤后仍能重复粘贴，即使老年人下轮椅转换体位，也不会松开、脱落。纸尿裤更换操作流程见表3-1-17。

3-1-15　纸尿裤更换

表3-1-17　纸尿裤更换操作流程

流程	操作要点
评估、解释	核对床号、姓名，向老人及其家属解释操作目的、过程及配合事项
准备	（1）照护员准备：着装整洁，修剪指甲，必要时戴口罩 （2）物品准备：纸尿裤、卫生纸、屏风、水盆、温热毛巾、手套 （3）老年人准备： ①照护员询问二便情况，提醒老人定时排便。协助老人取舒适卧位，妥善处理各种管道 ②照护员向老人说明更换纸尿裤的时间和方法，取得老人配合 （4）环境准备：室内环境清洁，光线充足，调节室温至24~26℃，关闭门窗，必要时用屏风遮挡（图3-1-26） 图3-1-26　拉床帘

续表

流程	操作要点
实施	(1)准备好用物后携至床前,再次核对床号、姓名,查看并向老年人解释需要更换纸尿裤,以取得合作 (2)照护员着装整洁,洗净并温暖双手 (3)照护员将水盆、毛巾放至床旁座椅上 (4)掀开老年人下半身盖被,协助老年人取平卧位,注意用屏风遮挡并保暖 (5)解开纸尿裤粘扣,将前片从两腿间后撤(动作轻柔,以防擦伤)(图3-1-27) 图3-1-27　解开纸尿裤 (6)双手分别扶住老年人的肩部、髋部,翻转老年人取侧卧位 (7)将污染纸尿裤内面对折于臀下,取温水(40～45℃)湿润毛巾擦拭会阴部,注意皮肤褶皱处。观察老年人会阴部及臀部皮肤情况。注意保暖(图3-1-28) 图3-1-28　检查皮肤
实施	(8)将清洁纸尿裤前后对折的两片(紧贴皮肤面朝内)平铺于老年人臀下,向下展开上片 (9)从一侧撤下污染纸尿裤放入污物桶,协助老年人翻转身体至平卧位 (10)整理、拉平老人背部衣物,并拉平身下清洁纸尿裤,从两侧腰间向上兜起纸尿裤前片,将两翼粘扣粘好 (11)协助老人穿上裤子并盖上盖被
整理记录	(1)观察尿量、颜色,记录。观察粪便的量、颜色、性质,记录 (2)协助老人取舒适卧位 (3)洗手,记录
注意事项	(1)根据老年人胖瘦情况选择适宜尺寸的纸尿裤 (2)老年人使用纸尿裤,每次更换或排便后应使用温热毛巾擦拭或清洗会阴部,减轻异味,保持局部清洁干燥 (3)更换纸尿裤时需将纸尿裤大腿内、外侧边缘展平,防止侧漏 (4)当老年人患有传染性疾病时,纸尿裤应放入医用黄色垃圾袋,作为医用垃圾集中回收处理

【做一做】

围绕本节知识点，请与小组同学制作失智老年人排泄照护的思维导图。

【知识窗】

老人大小便失禁怎么办

老年患者出现大小便失禁，最常见的原因是脑血管疾病，人体对于大小便控制失调，或肛门括约肌和尿道括约肌功能下降。一旦出现这种情况，有以下几种治疗方法。

1. 临时治疗：对于小便失禁最常用的方法是采用纸尿裤或体外集尿器；对于大便失禁最常用的方法是采用纸尿裤，定期更换，减少粪便对皮肤的污染。

2. 病因治疗：大小便失禁最常见的原因是脑血管疾病，所以一旦出现大小便失禁，需要给患者做头颅CT或磁共振检查，明确中枢神经系统是否存在问题，明确病因之后需要针对中枢神经系统疾病进行对症治疗，才能从根本上解决大小便失禁问题。

【任务拓展】

王奶奶，80岁，小学文化，老伴于3年前去世。王奶奶原来性格开朗，积极参加社区活动，家里也收拾得干干净净。老伴去世后，王奶奶情绪低落，不喜欢与人交往，性格和行为也出现异常，把遥控器放在冰箱里，或者手里拿着钥匙却四处寻找，随地乱放东西，也不搞卫生，却责怪孙子把家里弄得乱七八糟。还对儿子说，儿媳妇偷她的钱，不给她饭吃。最近，天气炎热却穿着冬天的衣服。有几次出去买菜，却找不到回家的路。平时在家有保姆照顾，因保姆家里有事，辞职回老家，故家属将王奶奶送至养老机构。

请同学们根据案例，思考如何做好该患者的清洁照护。

任务五　睡眠障碍照护

【任务目标】

1. 知识与技能目标：能说出睡眠障碍的概念；能独立完成失智老年人睡眠情况的评估；能对失智老年人的睡眠障碍进行有针对性的照护。

3-1-16　课件

2. 过程与方法目标：在案例分析、情景模拟过程中，学会失智老年人睡眠障碍的照护。

3. 情感态度与价值观目标：培养责任心、耐心、爱心，体现人文关怀。

3-1-17　微课

【任务分解】

睡眠是老年人获得健康的必要条件。通过对老年人睡眠状况的评估,我们可以更好地了解老年人是否存在睡眠障碍,以便为老年人提供有针对性的睡眠照护,满足老年人的生理需要。本任务包括睡眠障碍的概念及症状、睡眠个体评估、睡眠障碍照护三个方面。

【任务实施】

一、睡眠障碍的概念及症状

睡眠障碍是指睡眠量及质的异常,或在睡眠时出现某些临床症状,也包括影响入睡或保持正常睡眠能力的障碍以及异常的睡眠相关行为。失智老年人常见的睡眠障碍有失眠、睡眠过度、睡眠呼吸暂停。

1. 失眠:是以入睡及睡眠维持困难为主要表现的一种睡眠障碍,是睡眠质量或数量不能满足正常需求的一种主观体验,表现为入睡困难(30min 不能入睡)、入睡时间延长、夜间易醒(超过 2 次)、醒后再入睡困难、夜间睡眠断断续续、早醒、白天过度睡眠。

2. 睡眠过度:主要表现为睡眠过多,可持续几小时到几天,难以唤醒。要注意老年人白天睡眠过度是否与慢性疾病、早醒、夜间打鼾、催眠剂滥用、严重抑郁、焦虑有关。

3. 睡眠呼吸暂停:睡眠中呼吸反复停顿,每次停顿时间>10s(包含 10s),通常每小时停顿次数超过 20 次,临床表现为时睡时醒,并伴有动脉血氧饱和度降低、低氧血症、高血压及肺动脉高压。睡眠呼吸暂停可分为中枢性和阻塞性两种。中枢性呼吸暂停是由于中枢神经系统功能不良造成的。阻塞性呼吸暂停常发生在严重的、频繁的、用力的打鼾或喘息后,由上呼吸道阻塞病变引起。打鼾是睡眠呼吸暂停最典型的症状之一,在老年肥胖者中更为多见,为正常人的 3 倍,因脂肪堆积在咽部、舌根部阻塞气道,鼾声响亮而不规律,时断时续,声音忽高忽低。

二、睡眠个体评估

老年人睡眠时间正常为 6～7h,睡眠特点为早睡、早醒,且中途觉醒较多。协助老年人获得充足的睡眠是照护员的重要职责,照护员需对老年人的睡眠情况进行全面评估,制订适合老年人个体需要的护理计划,指导和帮助其达到良好睡眠的目的。评估内容如下。

（一）睡眠基本情况

1. 每天需要的睡眠时间及就寝时间。

2. 白天是否小睡及小睡的次数和时间。

3. 就寝前习惯，包括对食物、个人卫生、光线、声音、温度及放松形式（如看书、听歌）等的需要。

4. 入睡持续的时间。

5. 睡眠深度。

（二）其他睡眠情况

1. 是否打鼾。

2. 夜间觉醒的次数及原因。

3. 睡眠过程中有无异常情况，如失眠、呼吸暂停等。

4. 睡前是否需要服用促睡眠药物及药物的种类、剂量。

5. 睡眠效果。

【知识窗】

失眠测量表：阿森斯失眠量表

阿森斯失眠量表（AIS）为国际公认的睡眠质量自测量表，用于记录睡眠障碍的自我评估，由入睡时间（关灯后到睡着的时间）、夜间苏醒、比期望的时间早醒、总睡眠时间、总睡眠质量（无论睡多长）、白天情绪、白天身体功能（体力或精神，如记忆力、认知力和注意力等）、白天思睡 8 个问题组成，每条从无到严重分为 0、1、2、3 四级评分，总分小于 4 分表明无睡眠障碍，总分为 4～6 分可疑失眠，总分在 6 分以上判断存在失眠情况，从而确定下一步的照护方案。

三、睡眠障碍照护

（一）创建良好的睡眠环境

根据老年人的生活习惯和要求关闭门窗，保持环境安静整洁，空气清新，不要有噪声，调节室内温湿度，夏季最适宜的温度为 25～28℃、冬季为 18～22℃，相对湿度在 60% 左右。照护员可以将多人合住房间的床位之间的帘子拉起，调暗房间灯光，有计划地安排好工作，尽量减少打扰老年人睡眠的情况，做到走路轻、开关房门动作轻，减少夜间交谈，以降低环境对老年人睡眠的影响。

（二）增进舒适

1. 保持床铺的清洁、干燥

（1）根据老年人习惯铺好被子，调节枕头高低，枕头舒适的高度一般为 6～9cm。

（2）根据季节或老年人习惯增减盖被,如果使用热水袋,在老年人入睡前将热水袋取出,以防意外发生。

2.保持老年人身体清洁、舒适

（1）清洁口腔:评估老年人自理能力,能自理者,指导老年人完成刷牙;对不能自理者,照护员协助其完成刷牙;有义齿者,取下义齿,使用牙刷清洁干净,泡在冷水中,第二天再使用。

（2）用温水洗脸、洗手、洗脚、清洗会阴部;老年人双脚发凉时,可用热水泡脚,以确保老年人身体温暖、清洁和舒适。

（三）协助老年人建立良好的睡眠习惯

1.养成规律的作息习惯:尽可能定时就寝和起床,养成规律的睡眠形态。

2.培养良好的睡眠卫生习惯:卧室和床只做睡眠用,不要在床上看报纸、电视、小说等;不要在床上思考问题,睡前排空大、小便,有睡意了再上床。

3.促进入睡的活动:睡前热水浴;白天打太极拳、做适度运动,但不要在睡前做剧烈运动。教给老年人放松的方法来改善失眠状况。

（四）避免摄入影响睡眠的饮料和食物

避免就寝前饱餐,或饮用咖啡、茶等含咖啡因的饮品,避免饮酒。

（五）用催眠药的老年人

严重失眠者需遵医嘱服用催眠药,配合护士落实对催眠药的管理,观察服药后老年人的睡眠情况,提供必要的协助,预防夜间起床如厕发生跌倒等不良事件。

（六）合适的体位与姿势

保持良好的睡眠姿势,根据老年人的习惯,协助老年人采取舒适的体位;对不能自主翻身的老年人,要定期巡视,协助每2小时翻身1次,落实交接班,预防压疮。

（七）协助老年人睡眠操作流程（表3-1-18）

表3-1-18 协助老年人睡眠操作流程

流程	操作要点
评估、解释	核对床号、姓名,向老人及其家属解释操作目的、过程及配合事项
准备	(1)环境准备:安静整洁,空气清新,温湿度适宜,夏季为25～28℃,冬季为18～22℃,相对湿度在60%左右,开窗通风30min (2)照护员准备:着装整齐、洗手、戴口罩 (3)老年人准备:养成规律的作息习惯,培养良好的睡眠卫生习惯,避免摄入影响睡眠的饮料和食物 (4)用物准备:床褥、清水、牙刷、脸盆、扫床刷(套)、软枕等

续表

流程	操作要点
实施流程	（爷爷/奶奶），您好，现在您需要晚间休息了，我来给您进行睡眠照护，您可以配合我吗？ （1）关闭门窗，拉上窗帘 （2）平扫床面至无渣屑，拍松枕头，将盖被"S"形折叠对侧，调节枕头高度（6~9cm） （3）排空大、小便，清洁口腔，温水洗脸、洗手、洗脚，清洗会阴部 （4）保持良好的睡眠姿势，取舒适的体位 （5）指导老年人不要在床上看报纸、电视、小说、思考问题，放松心态 （6）询问老年人是否有睡前服用药物，如有，协助老年人服药，严重失眠者可遵医嘱服用催眠药，观察服药后老年人的睡眠情况 （7）关闭门窗，调暗灯光（关大灯，开地灯）
整理记录	（1）整理用物 （2）洗手，记录

【想一想】

围绕情景导入，请与小组同学为患者制订一份促进睡眠的照护计划。

【任务拓展】

李爷爷，71岁，退休前为一家单位的领导，睡眠状态欠佳，退休后进行性加重，医院检查无器质性病变。自诉目前每晚睡眠时间仅5h左右，且入睡困难，经常躺在床上超过1h仍未入睡。白天精神状态不佳，午睡时间约2.5h。

请同学们围绕案例绘制针对该患者睡眠障碍实施照护的思维导图。

任务六　管道照护

【任务目标】

1. 知识与技能目标：能说出留置导尿管、鼻饲管、肠造瘘、膀胱造瘘的概念；能对失智老年人开展有针对性的留置导尿管照护、鼻饲管照护、肠造瘘照护、膀胱造瘘照护。

3-1-18　课件

2. 过程与方法目标：在案例分析、操作示范、视频学习过程中，学会留置导尿管照护、鼻饲管照护、肠造瘘照护和膀胱造瘘照护。

3. 情感态度与价值观目标：培养责任心、耐心、爱心，体现人文关怀。

3-1-19　微课

【任务分解】

照护员要对老年人携带的各种管道进行管理。各种管道分别具有不同的功能，常作为治疗、观察病情的手段和判断预后的依据，被称为"生命的管道"。因此，识别管道

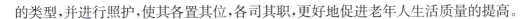

的类型,并进行照护,使其各置其位,各司其职,更好地促进老年人生活质量的提高。

【任务实施】

一、管道分类

1.留置导尿管:老年人容易出现尿失禁、尿潴留等排尿障碍,需在导尿后,将导尿管保留在膀胱内引流尿液的方法。

2.鼻饲管:是在特殊情况下帮助不能吞咽的患者输送必要的水分和食物。

3.肠造瘘:目的是为患者提供永久性或暂时性肛门,使肠道内容物可以通过造瘘口排出体外。

4.膀胱造瘘:将膀胱的引流管通过下腹部放置到膀胱内部,将小便从膀胱造瘘管引出体外。

二、管道照护

(一)留置导尿管照护

3-1-20 引流袋更换

1.协助留置导尿管老年人更换尿袋,操作流程详见表3-1-19。

表3-1-19 协助留置导尿管老年人更换尿袋操作流程

流程	操作要点
评估、解释	核对床号、姓名,向老人及其家属解释操作目的、过程及配合事项
准备	(1)环境准备:安静整洁、光线明亮,关窗,用屏风遮挡 (2)照护员准备:着装整齐、洗手、戴口罩 (3)老年人评估:病情、膀胱充盈度、会阴部皮肤黏膜情况、心理状态 (4)用物准备:一次性尿袋、尿盆、弯盘、碘伏棉球(或碘伏棉签)、污物碗、一次性手套、止血钳、护理垫、笔、记录单
实施流程	(爷爷/奶奶),您好,现在我将开始为您更换尿袋,您可以配合我吗? (1)观察留置导尿管无脱出,周围皮肤无异常,尿液引流通畅 (2)铺垫,置弯盘于尿管和尿袋引流管接口处(图3-1-29) (3)取新尿袋,捏住尿袋接口末端打开盖帽,关闭放尿端口(图3-1-30) 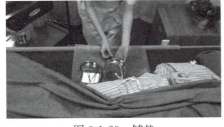 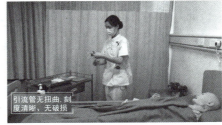 图3-1-29 铺垫　　　　图3-1-30 检查引流袋

续表

流程	操作要点
实施流程	（4）用止血钳夹住尿管开口上端 3～6cm 处，关闭尿袋引流管开关（图 3-1-31） （5）戴手套（图 3-1-32） （6）消毒：取一颗碘伏棉球消毒引流管接口以上部分（图 3-1-33），再取一颗碘伏棉球，消毒引流管接口以下部分 （7）取纱布，包裹引流管，拔出引流管，消毒引流管切面，反折，将新的引流管盖子取下来套在旧的引流管口 （8）固定新尿袋，松开止血钳，打开引流管开关，查看尿液引流通畅，关闭开关，每 2 小时打开开关，放尿一次 （9）撤除旧尿袋，观察尿液颜色、性状、尿量后放入尿盆内，取下护理垫和弯盘，放在治疗车下层 用止血钳夹住尿管开口上端 3～6cm 处 图 3-1-31　夹住尿管　　　　图 3-1-32　戴手套 碘伏棉球消毒引流管接口以上部分 图 3-1-33　消毒
整理记录	（1）整理床单位 （2）洗手，记录

2. 注意事项

（1）在翻身、更换被服等照护过程中，引流管要放置妥当、保持通畅，防止管道受压、扭曲、堵塞，保持导尿管与接尿器紧密连接，尿袋位置低于耻骨联合水平。

（2）鼓励老年人在病情允许的情况下多饮水，使尿量维持在 2000ml/d 以上，达到自然冲洗尿路的目的，以减少尿路感染和结石的发生。

（3）保持会阴部清洁，使用清水清洗，每日 1～2 次。

（4）注意观察尿液的颜色和性状，发现尿液浑浊、沉淀、有结晶时要及时汇报。

（5）老年人离床活动时，应用胶布将导尿管远端在大腿内侧二次固定；尿袋不得超过膀胱高度，防止尿液逆流。

(6)尿液超过 700ml 或尿袋的 2/3 时应及时放掉尿液。

(7)每日更换集尿袋 1 次,如尿液性状、颜色异常,需及时更换。每周更换导尿管 1 次,硅胶导尿管可酌情延长更换周期。

(二)鼻饲管照护

1.协助留置鼻饲管老年人进行鼻饲

(1)评估:评估老年人病情、鼻腔情况、心理状态。

(2)计划:照护员准备:衣帽整洁,洗手,戴口罩;环境准备:安静整洁、光线明亮;用物准备:用物备齐,摆放合理(鼻饲流质食物 200ml、水杯、弯盘、污物碗、推注器、餐巾纸、笔、记录单、纱布、饮食单)。

(3)实施:详见模块三项目一任务二饮食与营养(表 3-1-9 特殊进食护理操作流程)。

2.注意事项

(1)长期鼻饲老年人要做好口腔护理,避免口腔和消化道感染。

(2)鼻饲前备好食物和水,协助老年人取半坐卧位。

(3)在协助老年人洗漱等照护过程中,妥善固定管道,避免管道脱出。对于烦躁不安的患者,需约束上肢。

(4)如病情允许,鼻饲时及鼻饲后 30min 抬高床头 30°~45°。

(5)鼻饲后洗净并煮沸消毒注射器备用。

(6)鼻饲后 30min 内禁止翻身、叩背、吸痰等操作。

(7)鼻饲老年人用药,要在医生指导下粉碎后应用。

(8)在照护过程中,观察老年人有无恶心、呕吐、胃液中是否混有咖啡样物,如有异常,立即停止操作,并报告医务人员及时处理。

(三)肠造瘘照护

1.协助肠造瘘老年人更换造口袋,操作流程详见表 3-1-20。

表 3-1-20　协助肠造瘘老年人更换造口袋操作流程

流程	操作要点
评估、解释	核对床号、姓名,向老人及其家属解释操作目的、过程及配合事项
准备	(1)环境准备:安静整洁、光线明亮,关窗,用屏风遮挡 (2)照护员准备:着装整齐、洗手、戴口罩 (3)老年人评估:病情、造瘘类别、心理状态 (4)用物准备:造口袋、方便夹、一次性垫单、纱布、手套、治疗碗(内盛生理盐水)、镊子2把、棉球、纸巾、造口尺寸表、笔、剪刀、治疗巾、皮肤保护剂

续表

流程	操作要点
实施	（爷爷/奶奶），您好，现在我将开始为您更换口袋，您可以配合我吗？ （1）取体位，暴露造瘘口，戴手套，铺垫单及治疗巾至造瘘侧下方 （2）解开环扣，移除造口袋，观察排泄物的色、质、量、气味（图3-1-34） （3）擦净造口周围粪便（由外到内），夹取生理盐水棉球清洁造口及造口周围皮肤（由外向内，棉球不可过湿） （4）测量造瘘口口径大小，在造口袋底板保护纸上做标记，周边比造瘘口大1.0～1.5cm即可（图3-1-35） （5）裁剪开孔并抹平边缘，撕去贴纸，必要时在造口周围涂抹皮肤保护剂，将造口袋对准造口，自下而上粘贴底板于腹部皮肤，排除空气 （6）调整造口尾朝向，将造口袋扣于底板上，夹紧袋尾 （7）脱手套，撤去弯盘、治疗巾 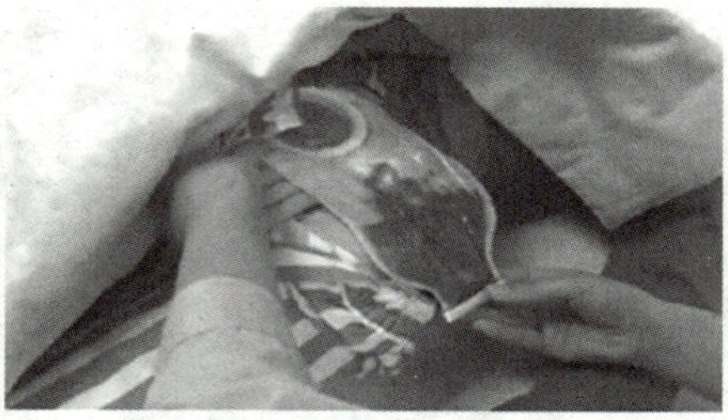 图3-1-34　检查造口袋 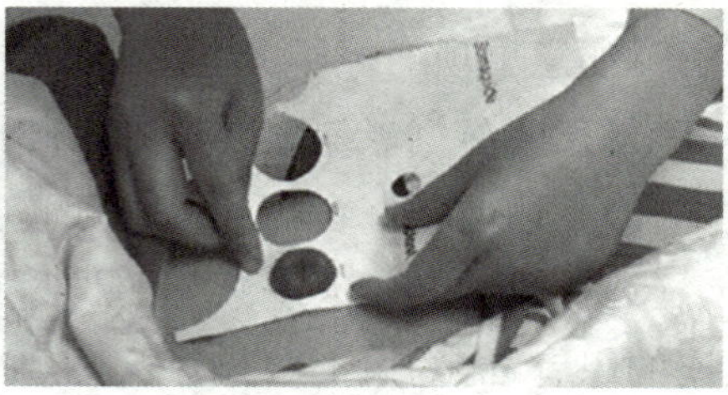　　　　图3-1-35　测量
整理记录	（1）整理床单位 （2）洗手，记录

【知识窗】

人工造口

由于消化系统或泌尿系统疾病需要通过外科手术对肠管进行分离，将肠管的一端引出体表（肛门或尿道移至腹壁）形成一个开口，从而使肠道或泌尿道排泄物输出。老年人由于直肠癌、膀胱癌等疾病需进行造口术，但排泄物不能随意控制，在社交、饮食、异味处理、造口袋的使用，以及其他问题上给老年人带来困扰，因此需要专业的照护和康复指导，使其回归正常日常生活。

2.注意事项

（1）当造口袋装1/3满的粪便时，应及时更换和清洁。

（2）在更换被服、洗澡、转移等照护过程中，注意保持造瘘管道通畅，避免管道折叠，切忌袋中内容物倒流。

（3）在洗澡等个人卫生照护中，避免盆浴，注意保持造瘘口周围皮肤清洁、干燥，动作轻柔，防止皮肤损伤。

(4)在照护中注意观察,如有管道移位、堵塞、渗出等异常情况,要及时汇报。

(5)造口者应穿宽松、舒适的衣裤,裤腰不要压迫造口部位。

(6)在饮食上应多吃清淡、易消化的食物,保持大便通畅,以免排便用力、腹压过高引起伤口渗血和造瘘管脱出;多吃富含蛋白质和维生素的食物,有利于组织细胞恢复及营养神经。

(7)肠造瘘老年人常有抑郁、自卑等心理问题,需及时进行造口健康宣教及心理疏导,鼓励老年人保持积极心态,增强其自我护理和面对生活的信心。

(四)膀胱造瘘照护

1.尿袋中的尿液不要积存太多,满1/2即可倒掉,以防袋子过重造成渗液或造口袋脱落。

2.鼓励老年人日间多饮水,保证饮水＞2500ml,每日饮水量要分配均匀,起到冲洗尿路、避免尿路感染的作用。

【演一演】

围绕情景导入,请与小组同学角色扮演患者与照护员,协助患者进行留置导尿管照护。

【任务拓展】

金奶奶,80岁,半年前突发脑梗死,左侧肢体偏瘫伴吞咽功能障碍,长期留置鼻饲管,已入住养老机构。老人目前大部分日常生活均需照护员帮助。

假如同学们是金奶奶的照护员,请通过鼻饲管为金奶奶进行鼻饲饮食。

【项目总结】

老年人日常照护在提高其生活质量方面起到至关重要的作用(图 3-1-36)。本项目从生活环境评估与改造、饮食与营养、清洁照护、排泄照护、睡眠照护、管道照护等六大方面出发,让照护员能够更好地熟悉老年人生活所需,适时给予老年人应有的关怀。失智老年人由于认知功能障碍,特别是在中、重度认知障碍时期会出现饮食、睡眠及排泄等方面的障碍,只

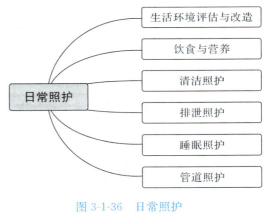

图 3-1-36 日常照护

有掌握好本项目内容才能为其提供更优质照护,提高生活自理能力。

【同步训练】

一、选择题

1.房间窗户的打开角度不超过　　　　　　　　　　　　　　　　（　　）

A. 30°　　　　B. 60°　　　　C. 90°　　　　D. 120°　　　　E. 150°

2. 以下关于生活环境设置的叙述,哪项是错误的 （　　）

　　A. 地面避免高低不平　　　B. 采用反光强的材料　　　C. 门锁要有双向开关

　　D. 座椅有靠背　　　　　E. 装防滑地砖

3. 张爷爷,62岁。因外伤导致尿失禁,行留置导尿,尿液引流通畅,但尿液稍浑浊,色黄,医嘱抗感染治疗。照护该老年人时应注意 （　　）

　　A. 及时更换尿管　　　　　　　B. 及时记录尿量

　　C. 指导老年人练习排空膀胱　　　　D. 鼓励老年人多饮水并行膀胱冲洗

　　E. 必要时清洗尿道口

4. 刘爷爷,70岁,食管烧伤后由于瘢痕导致食管狭窄,不能正常进食,靠鼻饲供给营养。照护员应注意每次灌入食量不应超过 （　　）

　　A. 60ml　　　B. 120ml　　　C. 200ml　　　D. 300ml　　　E. 500ml

5. 老年人进食的食物温度以（　　）为宜 （　　）

　　A. 32～35℃　　B. 35～38℃　　C. 38～41℃　　D. 41～44℃　　D. 41～50℃

6. 体重低于标准体重的（　　）属于消瘦 （　　）

　　A. 5%　　　　B. 15%　　　　C. 25%　　　　D. 35%　　　E. 4%

7. 以下哪项不是老年人进食时的注意事项 （　　）

　　A. 合适的体位　　　　B. 少食多餐　　　　C. 保证食物新鲜

　　D. 进食速度30ml/min　　E. 避免噎食

8. 为老年人鼻饲饮食完毕后,注入少量温开水的目的是 （　　）

　　A. 避免胃胀气　　　　B. 防止出现恶心　　　　C. 防止鼻饲液反流

　　D. 冲净鼻饲管内壁食物残渣,避免堵塞

　　E. 便于测量和记录灌注量

9. 李奶奶,咳嗽、打喷嚏或上楼梯时会有尿液自尿道流出。照护员为其更换尿裤时,不正确的是 （　　）

　　A. 协助老人取平卧位,解开纸尿裤粘扣

　　B. 展开两翼至老人身体两侧,将前片从两腿间后撤

　　C. 协助老人侧卧,将污染纸尿裤外面对折于臀下

　　D. 将清洁纸尿裤的贴皮肤面朝内对折

　　E. 将纸尿裤大腿内、外侧边缘展平,防止侧漏

10. 擦洗牙齿外侧面时,应按照（　　）顺序擦洗 （　　）

　　A. 由内向外纵向擦拭至门齿　　　　B. 由外向内纵向擦拭至门齿

　　C. 由内向外横向擦拭至门齿　　　　D. 由外向内横向擦拭至门齿

　　E. 由外向内横向擦拭至磨牙

11. 协助一侧肢体不灵活的老年人更换裤子时,应先脱(   ),后脱(   )
　　　　　　　　　　　　　　　　　　　　　　　　　　　　　　　(   )

　　A. 健侧,患侧　　　　　B. 患侧,健侧　　　　　C. 近侧,远侧

　　D. 远侧,近侧　　　　　E. 根据老年人的意愿操作

12. 为老年人用棉棒擦拭清洁口腔时,操作方法不正确的是　　　　(   )

　　A. 棉棒蘸水不应过多　　　B. 一个棉棒擦拭不干净时,应反复蘸取漱口水使用

　　C. 不可触及咽部　　　　　D. 一个棉棒只可使用一次

　　E. 口唇干裂可涂擦润唇膏

13. 为卧床失智老年人固定尿管时,尿袋应垂放在老年人(   )以下,以防尿液
反流　　　　　　　　　　　　　　　　　　　　　　　　　　　(   )

　　A. 髂耻隆起　　B. 耻骨间盘　　C. 耻骨上支　　D. 耻骨联合　　E. 耻骨下支

14. 下列关于肠造瘘老年人进食的要求错误的是　　　　　　　　(   )

　　A. 易消化的食物　　　　　　　　B. 多吃粗纤维多的食物

　　C. 少吃易产气和刺激性强的食物　　D. 注意加强营养,增强抵抗力

　　E. 避免吃气味浓、刺激性强的食物

15. 不是老年人口腔清洁观察要点的是　　　　　　　　　　　(   )

　　A. 口腔黏膜有无溃疡、疱疹　　　B. 口腔内有无口臭及特殊气味

　　C. 口唇有无干裂　　　　　　　　D. 口腔清洁的能力

　　E. 饮食习惯

16.(多选)下列哪些属于热能营养素　　　　　　　　　　　(   )

　　A. 碳水化合物　B. 蛋白质　　C. 脂肪　　D. 维生素　　E. 纤维素

17.(多选)下列哪些属于水溶性维生素　　　　　　　　　　(   )

　　A. 维生素A　　B. 维生素B　　C. 维生素B_{12}　　D. 维生素C　　E. 维生素D

18.(多选)失智老年人生活环境设置应注意　　　　　　　　(   )

　　A. 熟悉性　　　B. 支持性　　C. 安全性　　D. 适度刺激　　E. 量身布置

19.(多选)内环境包括　　　　　　　　　　　　　　　　　(   )

　　A. 生理环境　B. 心理环境　C. 自然环境　D. 社会环境　E. 外环境

二、案例分析题

1. 张爷爷,80岁,患有失智症。张爷爷想吃的儿女都尽量满足,比如红烧肉、火锅、酸菜鱼头、糖醋带鱼等。可是,医生却说张爷爷的饮食不太合理。虽然儿女们做到了顺应老人的需求,但是食物搭配却不合理。饮食和营养对提高失智老年人的生命质量有着重要的作用。请问:失智老年人需要摄入哪些营养?

2. 罗奶奶,75岁,患有失智症。近期出现不能自己进食的情况,医生开医嘱予鼻

饲。作为一名照护员，为罗奶奶进行鼻饲时应注意哪些问题？

3. 王教授是养老院里的乐天派，由于老伴走得早，子女住得远，自退休后一直在养老院休养，三餐定时有人照顾，还有朋友可以一起打打球，下下棋，聊聊天，养老院的生活过得也是丰富多彩，惬意非常。但最近王教授却遇到了一件烦心事，两个月前王教授被诊断为直肠癌，之后在医生的建议下做了直肠癌根治术。虽说手术很成功，也解决了排泄的出口问题，但今后王教授只能从腹部的人工肛门解大便了，这让王教授有些手足无措，不晓得应该怎么处理造口袋，何时更换，怎样更换，身上会不会有味，会不会影响自己正常的社交活动等一系列问题。请思考：

（1）照护员该如何帮助王教授进行人工肛门引流袋的更换及护理？

（2）如何协助王教授提高人工肛门的自我护理能力？

【1＋X考证要点】

1. 失智老年人生活环境评估

2. 失智老年人生活环境设置原则

3. 失智老年人环境设置与改造

4. 一般进食照护要点与操作流程（进食原则）

5. 特殊进食照护要点与操作流程（特殊饮食）

6. 饮食营养评估（BMI/皮褶厚度）

7. 清洁照护的内容

8. 特殊口腔清洁照护要点与操作流程

9. 全身擦浴照护要点与操作流程

10. 排泄照护要点（尿失禁类型、排便异常）

11. 如厕帮助照护及操作要点

12. 便器使用帮助照护及操作要点（便器类型）

13. 纸尿裤更换照护及操作要点（注意隐私保护、避免拖拉拽）

14. 睡眠照护要点（睡眠障碍）

15. 睡眠障碍照护及操作要点

16. 管道照护（管道分类）

17. 更换引流袋操作要点

【参考答案】

单选题　1～5. ABDCC　6～10. BDDCA　11～15. ABDBE

多选题　16. ABC　17. BCD　18. ABCDE　19. AB

（胡菁菁、陈以华、熊妍哲、徐难）

项目二　精神行为照护

项目聚焦　失智老年人的行为和精神症状,也叫周边症状,指失智症患者在病程的不同时期出现的知觉紊乱、思维内容、心境或行为等异常症状。出现行为和精神症状的原因可能与患者的身体状况、心理状态、生活环境、照护员的沟通方式和行为等因素相关。因此,在老年人出现异常行为和精神症状时要寻找和挖掘背后真实的原因,掌握相应的照护技巧,尽可能采用科学、专业的方法进行应对。

情景导入　刘爷爷,80岁,3年前出现记忆力下降问题,同一件事会反反复复说很多遍,出门后经常找不到回家的路。一年后,脾气越来越暴躁,伴有行为改变,呈进行性加重,有时会把自己最喜欢的书、衣服等从窗户扔出或丢弃。偶尔出现幻听、被害妄想,看到镜子中的自己不能识别,每天晚上入睡困难,起床在家中游走,家属和保姆难以照护。鉴于刘爷爷目前的身体状况,子女们计划送他到一家医养结合的养老机构。

目标描述　通过本项目的学习,学生能正确认识和评估失智老年人异常行为和精神症状;掌握失智老年人异常行为和精神症状的照护措施,并能用科学、专业的方法进行应对;能与失智老年人保持有效沟通。

任务一　重复行为

【任务目标】

1.知识与技能目标:能说出失智老年人重复行为产生的原因、表现及可能造成的影响;能识别失智老年人重复行为症状并能进行积极应对与照护。

2.过程与方法目标:在案例分析、情景模拟过程中,初步学会应对重复行为。

3.情感态度与价值观目标:具备敏锐的观察判断能力,理解、关心、尊重失智老年人。

【任务分解】

重复行为是一种在失智老年人群中普遍存在的现象,掌握科学的应对方法,可以避免很多矛盾,缓解失智老年人及照护员的压力。本任务包括重复行为概述、发生原因、照护措施和注意事项。

【任务实施】

一、重复行为概述

失智老年人因为记忆力下降，不能清楚地记得自己是否完成了一件事，所以会有同一件事情反复完成的情况，如重复学习他人说话、重复搬运物品、重复提问等现象。老年人重复行为很少会伤害到他人或老年人自己，但易导致家人和照护员愤怒和沮丧。

二、发生症状原因

认知、记忆功能下降或丧失；内心感到不安、焦躁、抑郁或厌倦；环境因素；身体需要；缺乏有意义的活动；等等。

三、照护措施和注意事项

（一）照护措施

1. 保持冷静、耐心、平和的语气和温柔的肢体语言安抚老年人，体谅和接受老年人的情绪、行为和感受。

2. 了解老年人的身体或精神需求，寻求解决和满足老年人需求的方法。

3. 鼓励和带动老年人参与有意义的活动或适度运动、认知训练、行为导向训练、音乐疗法等，可丰富生活、转移注意力，且不使其因重复做事而感到无聊，又可减少环境干扰和增加舒适度，必要时可适时提醒和暗示。

4. 接受老年人的重复行为，并可适当引导其将重复行为转变为做力所能及的生活能力训练，如叠衣服、擦桌子等，或转移其注意力。

5. 老年人重复行为对他人或其自身无危险时，可采取忽略和顺其自然的态度。

6. 对于重复提问，也可将答案写在纸条上，让老年人自己看，消除疑虑和不安。

7. 降低环境影响因素的刺激和增加舒适度。

（二）注意事项

1. 不必试图说服或要求其停止重复行为，也不必纠正其重复行为。

2. 不要不理睬老年人。

3. 不要突然提高音量或恐吓老年人。

【想一想】

失智老人任爷爷反复询问当天的日期和日常活动，作为照护员你该怎么做？

【任务拓展】

刘奶奶总是问老伴在哪里？经了解她的老伴已经去世，并且他们之间一直很恩爱，作为照护员，你该怎么做？请进行情景模拟演练。

任务二 游走行为

【任务目标】

3-2-1 课件

1. 知识与技能目标：能准确评估失智老年人游走行为，分析发生的原因及可能造成的影响，会用科学的、专业的方法进行应对。

2. 过程与方法目标：在案例分析中，提高学生综合判断和应对失智老年人游走行为的能力。

3. 情感态度与价值观目标：理解、关心、尊重和保护失智老年人。

3-2-2 微课

【任务分解】

游走常见于患有失智症的老人。由于失智老年人记忆力明显减退，常常无法辨认时间、地点，出现判断错误、定向力障碍，常常会由游走变成走失。走失事件的发生，不仅给老人造成身心伤害，也给家庭带来极大压力和负担。因此，关注失智老年人走失，已经成为社会关注的问题。本任务包括游走行为概念、发生原因、照护措施和注意事项、游走应急预案四个方面。

【任务实施】

一、游走行为概念

游走，也叫游荡、徘徊。游走是一种对周围环境的无害性探究活动，表现为漫无目的的走动行为。有近60%的失智者会有不同程度的游走行为且反复发生，具体表现为独自在原地来回踱步、跟随照料人员或晚间要求外出等。

游走行为可能造成老年人迷路、走失、跌倒、外伤、发生交通事故、脱水、溺亡、惊吓、激越等结果。

二、发生原因

(一)疼痛

老年人是否存在慢性疼痛但又无法告知别人，这种疼痛让他们坐立不安。

（二）完成任务困难

老年人是否因想要完成一项事务，但思绪混乱而无法理清头绪。

（三）孤独

老年人是否因独处而感到被困、压迫感，或者单纯的徘徊能让他们感到安心。

（四）环境改变

老年人熟悉的环境发生改变而使其感到恐惧、不安，难以入睡。

（五）睡眠倒错

失智老年人由于生物节律紊乱导致的睡眠倒错。

（六）需求未满足

失智老年人身体、心理等需求未得到满足。

（七）药物作用

服用的药物有引起焦躁不安或意识混乱的副作用。

三、照护措施和注意事项

（一）照护措施

1. 关心、重视、接受和肯定老年人的感受，主动询问并观察其身体状况。

2. 营造安静、安全、舒适、熟悉的居住环境，减少环境因素刺激。

3. 重新安排生活日程，陪伴老年人做其感兴趣或喜欢的事，或做简单又力所能及的家务劳动，或进行锻炼身体的活动，如散步、跳舞、做健身操等，也可多带老年人外出活动，减少老年人内心不安和焦躁。

4. 满足老年人需求，适度的游走对失智老年人有益，应为老年人提供安全、无障碍的游走空间和机会，也可鼓励老年人参与喜欢的兴趣活动和家务劳动，降低游走的概率。

5. 做好防跌倒、防走失措施，如活动空间无障碍；地面防滑防反光；常用物品放置在老年人方便拿取的范围内；老年人随身携带防走失卡（卡上备注老年人姓名、病情、联系方式等）或佩戴防走失表、手腕带、定位防走失鞋、二维码识别标志等；外出必须有人陪伴；居室安装安全防走失锁、门窗开关警报器；服用特殊药物要观察有无不良反应等。

6. 在老年人感觉迷路、被遗弃时要给予安慰、陪伴。

（二）注意事项

1. 避免限制、阻止老年人行走活动的机会，尤其是禁止使用约束限制。

2.要有人陪伴,不要留老年人独自在家。

3.不要不理睬、不理会老年人的恐惧。

4.不要对老年人发脾气或对老年人大声嚷嚷。

四、游走应急预案

应急预案又称应急救援预案或应急计划,是针对可能发生的突发公共事件,为迅速有效、有序地开展应急行动而预先制定的方案,用以明确事前、事发、事中、事后的各个进程中谁来做、怎样做、何时做以及如何利用相应的资源和采取何种策略等的行动指南。

走失应急预案实际上是应对失智老年人走失的标准化反应程序,是处置走失的基本规则和应急响应的操作指南,养老机构设置应急预案,能使其迅速、有序地按照方案和最有效的步骤开展救援活动。失智老年人走失应急预案流程,详见模块三项目三任务五走失的处理流程(图 3-3-4)。

【知识窗】

GPS 鞋子

日本科技公司将全球定位器(GPS)装在鞋子内后方,这样鞋子随时将老人所在地资料发送给保安公司以及家人。因为小型 GPS 很轻巧,老人穿起来不会感到难受,而且到了晚上,走起路来,还会自动一闪一闪地发亮。不过,这带有 GPS 的鞋子必须充电,每次充满电可使用 400 个小时,电快用完时,也会发短信给家人或看护,让他们加紧留意老人的行踪。只是使用者需要定期付一笔基本通信费。

【想一想】

张大爷,失智 3 年,最近睡眠不好,晚上常常在室内游走,作为照护员,你应该采取什么措施呢?

【任务拓展】

赖奶奶,92 岁,患中度失智症。入住某养老机构 1 个月,常错认家人,常怀疑照护员偷她东西,喜欢整理衣物,不喜欢他人帮她洗脸,否则会辱骂或打人,常在机构内游走,某天在机构内发生走失,半小时内寻回。

请您根据赖奶奶的主要问题,制订一份应急预案以提高员工预防和应对事件的能力。

任务三　激越行为

情景导入　徐奶奶,83岁,3年前出现记忆力下降。1个月前家人发现徐奶奶开始变得喜怒无常,动不动就发脾气,有时候还会摔东西,稍有不顺心的地方就会骂人甚至动手打人。

【任务目标】

1. 知识与技能目标:能说出激越行为的表现、可能原因及造成的影响;能列举干预和照护措施。

2. 过程与方法目标:在案例分析、情景模拟过程中,初步学会制定失智老年人激越行为的照护方案。

3. 情感态度与价值观目标:培养细心、爱心和责任心,乐于奉献、不畏辛劳。

【任务分解】

随着病程的进展,除了认知障碍加重和日常生活活动能力下降以外,失智老年人可能还会出现反常精神和行为症状。激越就是一种常见的精神行为症状。照护员应认识和了解激越行为,避免其对老人和照护员造成伤害和危险。本任务包括激越行为的评估及照护两个方面内容。

【任务实施】

一、评估

(一)激越行为的表现

激越行为是指失智老年人不能用特定需求或意识混乱来解释的某些不恰当的语言、声音和运动行为。激越行为包括语言性激越行为(吵闹、骂人、反复质疑、口头威胁等)、运动性非攻击激越行为(烦躁、易怒、坐立不安、毁坏物品等)和运动性攻击激越行为(打自己、打他人等)。

(二)症状产生的原因

激越行为与失智老年人患病前的性格有关,但是一些以前没有激越行为的老年人也可能在患病后发展出激越行为。受病情的影响,失智老年人判断力和自制力下降,无法识别和正常表达出自己的需要,从而以过激的方式表现出来。

引起激越行为的原因如表 3-2-1 所示。

表 3-2-1 引起激越行为的原因

分类	原因
生理	病痛,身体不适(便秘、口渴、久坐、太热或太冷等),药物的副作用,幻觉和妄想的影响等
心理	因无法完成任务而沮丧,因为不熟悉或陌生环境而感到威胁,误解照护员的意图,感到权利被侵犯或意愿被忽视,抑郁症或其他精神问题的影响等
社会	缺乏活动和社交,感到孤独或无聊,更换照护员或改变已经形成的习惯等

(三)可能造成的影响

有激越行为的老年人情绪激动时可能会发生撞伤、烫伤、跌倒,有些老年人还会自伤,给他人带来危险和困扰。除了行为过激以外,老年人还可能会躁动不安、离家出走以及做出不适当的行为。

二、照护

(一)干预和照护措施

1. 注意态度和沟通方式:照护员在协助失智老年人如厕、洗澡时,要采取合适的沟通方式,不要强制老年人做不愿做的事情,或强行阻止老年人做其想做的事情,以免引起老年人的误解。保持冷静友善的态度,以免激惹老年人,诱发攻击行为。当老年人有激越行为时,理解和尊重老年人,耐心倾听和安抚,稳定其情绪。

2. 及时满足需求:照护员应时刻关注老年人的身体情况和情绪状态,当发现老年人有生理、心理和社会需求时及时满足,有利于稳定老年人的情绪。

3. 保持环境舒适:为老年人营造舒适安全的生活环境,避免因温湿度、声音、光线等不合适而对老年人造成刺激。

4. 做好安全保护:当老年人发生攻击行为时,保持一定的距离,避免从正面阻止老年人。同时尽快将周围的危险物品拿走,防止被老年人所伤或老年人受伤。

5. 转移注意力:将老年人带离发生冲突的场合,用暗示、诱导等方法将老年人的注意力转移到其他使其愉快的事情上去。

6. 去除诱发因素:寻找可能引发老年人激越行为的原因并注意避免,减少激越行为的发生。

7. 促进活动和社交:安排音乐、绘画等活动,充实老年人的日常生活,促进老年人的社交,满足其社会交往需求。

(二)照护方案制定及实施

1.分析健康问题

(1)记忆力下降。

(2)激越行为：1个月前开始变得喜怒无常，动不动就发脾气，有时候还会摔东西。稍有不顺心的地方就会骂人甚至动手打人。

2.确定照护目标

(1)徐奶奶没有发生危及生命安全的不良事件。

(2)徐奶奶的激越行为发生率降低，症状减轻。

(3)预防或减少因激越行为带给徐奶奶和他人的困扰和影响。

3.照护方案的实施

照护方案的实施步骤如表3-2-2所示。

表 3-2-2　协助失智老年人改善激越行为照护方案

流程	操作要点
评估、解释	核对床号、姓名，向老人及其家属解释操作目的、过程及配合事项
准备	(1)物品准备：小点心1份、签字笔1支、记录本1本 (2)环境准备：整洁安静，空气清新，温湿度适宜 (3)照护员准备：仪表整洁；了解徐奶奶目前性格脾气、爱好特点、生活习惯等；具有良好的沟通能力，心境平和；掌握激越行为的相关知识及照护技巧
沟通观察	晚上11点，照护员发现徐奶奶一会儿起来上厕所，一会儿又说要吃东西，就是不肯睡觉。家人和照护员劝了几句，她就开始发脾气、骂人
协助改善激越行为	(1)注意态度和沟通方式 ①保持冷静友善的态度，以免激惹徐奶奶，诱发攻击行为 ②理解和尊重徐奶奶，耐心倾听和安抚，稳定其情绪 (2)转移注意力：用暗示、诱导等方法将老年人的注意力转移到其他使其愉快的事情上 (3)及时满足需求：通过观察和询问徐奶奶，发现徐奶奶晚饭时喝了很多汤，没吃饱，于是协助奶奶上厕所并进食点心 (4)保持环境舒适：营造舒适安全的生活环境，避免因温湿度、声音、光线等不合适而影响其睡眠，徐奶奶情绪逐渐稳定，引导其回到床上睡觉
整理记录	(1)整理用物、洗手 (2)记录老人表现和相应照护措施、效果

【想一想】

围绕情景导入，请与小组同学思考照护员在平时应该注意哪些方面，使该患者的激越行为得到控制。

【任务拓展】

魏爷爷,78岁。退休前在某国企担任领导职务,喜欢发号施令,控制欲强。2年前开始有记忆力减退,MMSE评分20分。近半年脾气逐渐暴躁,经常指责老伴和保姆,家人无奈将他送到养老机构。今天下午在活动室与一起下棋的王爷爷发生冲突,情绪激动。

请同学们围绕案例,角色扮演表现安抚魏爷爷的过程。

任务四　日落综合征

情景导入　王爷爷,73岁。2年前出现记忆力减退、定向力障碍,分不清年月日。1个月前家人发现王爷爷每天傍晚时特别烦躁不安,白天则没什么精神。有一次家人没注意时王爷爷走出家门,半小时后被寻回,当时不记得自己是谁,不知道身处何处,几天之后却又逐渐记起了。

3-2-3　课件

3-2-4　微课

【任务目标】

1.知识与技能目标:能说出日落综合征的表现、可能原因及造成的影响,能列举干预和照护措施。

2.过程与方法目标:在案例分析、情景模拟过程中,初步学会制定失智老年人日落综合征的照护方案。

3.情感态度与价值观目标:体会敬业精神的重要性,培养责任心、耐心、爱心,乐于奉献、不畏辛劳。

【任务分解】

大多数失智老年人随着病情的进展会出现一种或多种异常精神或行为症状。如果能及时发现,并尽早进行评估和干预,能够防止老年人病情的加重,改善预后。日落综合征的评估及照护是本任务的主要内容。

【任务实施】

一、评估

(一)症状的具体表现

日落综合征又称"黄昏综合征"或"日落现象",用来描述失智老年人在黄昏时分出现一系列情绪和认知功能的改变。日落综合征患者白天情绪稳定或嗜睡，行为举止大致正常，而在日落或傍晚时分症状明显，表现为情绪紊乱、焦虑不安、亢奋、记忆和方向感丧失等，持续数小时或整晚。若能及时联系亲友，或通过医生耐心疏导和启发，可逐渐恢复正常意识。

（二）症状产生的原因

引起日落综合征的具体原因目前还未明确，可能跟多种因素有关。环境的影响被认为是最主要的原因，如季节交替的时差反应、傍晚时分的光线变化等。疲劳、错觉等也都可能成为刺激因素。

（三）可能造成的影响

虽然日落综合征导致的意识丧失是一过性的，大多数人在数小时或数日内恢复正常，但它会造成老年人睡眠不足、迷路、走失，甚至攻击他人，加重照护员负担。日落综合征的主要病因是大脑急性供血不足，所以常常是某些严重疾病如脑血管意外、心脏病发作的先兆，如果不及时确诊，采取相应的干预措施，其结果也可能是严重的。

二、照护

（一）干预和照护措施

1.提早开灯：季节的更替是不能改变的，但可设法改善老年人周围的环境。在临近傍晚的时候，提前开灯，灯光尽量明亮，使老人觉察不到光线的变化。

2.转移注意力：陪伴在老年人身旁，设法转移老年人的注意力，如聊天或请老年人帮忙做家务等。

3.调整作息：限制白天的睡眠时间。让老年人白天多晒太阳，参加户外活动，如散步、做操、打太极拳等，傍晚时则尽量减少户外活动。

4.合理饮食：限制含糖和咖啡因食品的摄入；在傍晚时可以给老年人喝一些热牛奶。

5.布置睡眠环境：保持夜间睡眠环境的稳定，不要经常变换睡眠场所；卧室内使用柔和的灯光，温湿度合适。

6.心理照护：当老年人有具体的焦虑原因时，照护员应及时进行有针对性的疏导，及时处理引起老年人不良情绪的事件，维护老年人稳定的心理状态。可采用音乐等帮助老年人放松。

7.其他：睡前用 40℃ 左右的温水泡脚，以促进睡眠；必要时可服用抗精神病药物进行调节和控制，保证晚上睡眠充足。

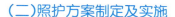

(二)照护方案制定及实施

1.分析健康问题

(1)记忆力、定向力障碍。

(2)1个月前出现反常行为:每天傍晚时特别烦躁不安,白天则没什么精神。有一次家人没注意时王爷爷走出家门,半小时后被寻回,当时不记得自己是谁,不知道身处何处,几天之后却又逐渐记起了。

2.确定照护目标

(1)王爷爷没有发生危及生命安全的不良事件。

(2)王爷爷的日落综合征发生率降低,症状减轻。

(3)尽量避免因日落综合征带给王爷爷和他人的困扰和影响。

【知识窗】

褪黑素

褪黑素又称松果体素或褪黑激素,是松果体分泌的一种激素。白天的光照能抑制褪黑素的分泌,而黑暗则刺激其分泌。褪黑素的主要功能是缩短睡前觉醒时间和入睡时间,改善睡眠质量。老年人的松果体逐渐缩小,褪黑素分泌也随之减少。因此可以考虑外源性补充褪黑素或利用光照来调整和恢复昼夜节律,使患者的睡眠恢复正常。

3.照护方案的实施

照护方案的实施步骤如表3-2-3所示。

表3-2-3　协助失智老年人改善日落综合征照护方案

流程	操作要点
评估、解释	核对床号、姓名,向老人及其家属解释操作目的、过程及配合事项
准备	(1)物品准备:瓦数较大的灯泡、舒缓的音乐、热牛奶1杯、泡脚桶1个、40℃温水2L、签字笔1支、记录本1本 (2)环境准备:安全、安静、空气清新、温湿度适宜 (3)照护员准备:仪表整洁;了解王爷爷目前身体和精神状况、喜好和生活习惯;具有良好的沟通能力,心境平和;掌握日落综合征的相关知识及照护技巧
沟通观察	下午5点,照护员发现王爷爷情绪亢奋、烦躁不安,在房间里走来走去,嘴里嘟嘟囔囔不知道在说什么。"王爷爷,怎么了?"王爷爷表情茫然

续表

流程	操作要点
协助改善日落综合征	(1)调整光线 ①将房间内昏暗的灯泡换成瓦数较大的,使光线明亮 ②将窗帘拉上,让王爷爷感受不到天色变暗的过程 (2)转移注意力:和王爷爷聊天,请王爷爷帮忙准备晚餐,转移王爷爷的注意力 (3)心理照护 ①耐心询问王爷爷感到烦躁的原因,针对性给予疏导 ②播放舒缓的音乐,帮助王爷爷放松心情,保持情绪稳定 (4)做睡前准备 ①减少户外活动 ②给王爷爷喝一杯热牛奶,用40℃左右的温水泡脚
整理记录	(1)整理用物、洗手 (2)记录王爷爷表现和相应的照护措施
注意事项	(1)对失智老年人的反常行为,不可强迫改变,避免加重异常行为 (2)注意保护老年人安全,尤其警惕跌倒和走失等意外 (3)照护有反常行为症状的老年人要有耐心,照护过程中体现人文关怀 (4)注意控制老年人白天休息时间,调整老年人的作息 (5)症状严重时及时就诊

【演一演】

围绕情景导入,请与小组同学角色扮演患者与照护员,尝试协助患者改善日落综合征的照护。

【任务拓展】

李奶奶,76岁。进行性记忆力减退6年,MMSE评分10分。近一个月李奶奶常常白天嗜睡,傍晚时情绪暴躁,在房间里来回走动,第二天睡醒之后又都恢复了。

请同学们围绕案例制定该患者的照护方案。

任务五　幻觉与妄想

情景导入　刘奶奶,82岁。年轻时做服装生意。5年前被诊断为失智症(中期)。近半年病情加重,常常说看到已经过世的哥哥坐在她房间的床上。每天随身带着一个小挎包,总觉得照护员要偷自己的钱包,吃饭、洗澡、如厕都要背着。家里人劝她也没有用,反而加重了她的怀疑。

3-2-5　课件

3-2-6 微课

【任务目标】

1.知识与技能目标：能说出幻觉与妄想的表现、可能原因及造成的影响，能列举干预和照护措施。

2.过程与方法目标：在案例分析、情景模拟过程中，初步学会制定失智老年人幻觉与妄想的照护方案。

3.情感态度与价值观目标：尊重老年人，善于沟通，培养爱心、耐心、责任心，弘扬尊老爱老的传统文化。

【任务分解】

失智老年人脑部退化时出现的精神行为问题多种多样，某些失智老年人可能会出现幻觉或妄想。当老年人出现幻觉和妄想症状时，照护员和家人要能够识别，从而尽早让老年人获得更好的照护，减轻精神行为症状，减缓认知和身体功能的退化。本任务包括幻觉与妄想的评估及照护两个方面内容。

【任务实施】

一、评估

(一)症状的具体表现

1.幻觉包括幻视、幻听、幻嗅、幻味和幻触等，其中幻听最常见。老年人会感受到不存在的事物，如看到已经去世的人、小偷、动物等，或听到有人在旁边说话。

2.妄想又称猜疑或怀疑，是一种错误的信念或判断。老年人坚信本来不会有的事物存在，他人无法用事实或说理纠正。主要的类型包括被偷妄想、被害妄想、嫉妒妄想和被遗弃妄想等，被偷妄想最为常见。

(二)症状产生的原因

失智症导致脑功能退化，记忆等认知功能出现障碍，视力和听力下降是引起幻觉和妄想的主要原因。此外，周围环境的刺激，如陌生的环境、昏暗的光线、晃动的物品等也会引发幻觉和妄想。当老年人出现多疑、对人不信任时，照护员不恰当的处理方式会加重症状。因此，不要急于否定老年人，耐心解释和证明、取得老年人的信任是关键。

(三)可能造成的影响

幻觉和妄想会造成失智老年人情绪不安、多疑害怕，严重时会出现激越情绪和攻击行为。

二、照护

（一）干预和照护措施

1. 倾听理解：第一时间倾听老年人的幻觉或妄想，接受、理解和肯定老年人的真实感受，给予陪伴和抚慰。不要纠正和否定老年人，以免引发激越情绪或加重病情。

2. 寻找原因：照护员要了解老年人的生活经历、家庭情况，细心观察，找出引起老年人发生幻觉或妄想的原因，有针对性地为老年人解决其担心的问题或满足其需求。例如，一位老人总是担心别人会偷他的钱包，如厕、吃饭都背着，照护员了解到这位老人年轻时是做生意的，比较在意金钱。

3. 转移注意力：想办法转移老人的注意力，如安排老年人参与其感兴趣的活动等。

4. 心理照护：关注老年人的心理状态，及时对其不良情绪进行疏导。通过社交或怀旧治疗可以促进情绪安定和愉悦。

5. 去除诱发因素：某些环境因素可能会诱发幻觉，如墙壁或地板上的图案、昏暗的光线、影子、电视机的声音、镜子的反射等。因此，要尽量去除这些刺激因素，比如地板和墙壁使用素色、室内光线保持明亮、玻璃换成磨砂的、关掉电视机、镜子用布遮挡起来等。

6. 定期检查身体：检查老年人的视力和听力，看是否需要佩戴眼镜和助听器。病情加重或非药物治疗无效时应咨询医生，遵医嘱服药。

【知识窗】

阿尔茨海默病行为病理评定量表

阿尔茨海默病行为病理评定量表（Rating Scale of the Behavioral Pathology in Alzheimer's Disease，BEHAVE-AD）由 Reisberg 等于 1987 年修订。量表共有 25 条项目，包括偏执和妄想、幻觉、行为紊乱、攻击行为、日夜节律紊乱、情感障碍、焦虑和恐惧等 7 个分量表。BEHAVE-AD 能全面有效地对痴呆患者的精神和行为症状进行评定，目前在国际上被广泛采用，在我国也有了中文版，且有研究证实中文版 BEHAVE-AD 具有良好的信度和效度。

（二）照护方案制定及实施

1. 分析健康问题

（1）失智症（中期）。

（2）幻觉：常常说看到已经过世的哥哥坐在她房间的床上。

（3）妄想：每天随身带着一个小挎包，总觉得照护员要偷自己的钱包，吃饭、洗澡、

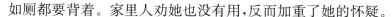

如厕都要背着。家里人劝她也没有用,反而加重了她的怀疑。

2.确定照护目标

(1)刘奶奶没有发生危及生命安全的不良事件。

(2)刘奶奶的幻觉和妄想发生率降低,症状减轻。

(3)预防或减少因幻觉和妄想带给刘奶奶和他人的困扰与影响,病情趋于稳定。

3.照护方案的实施

照护方案的实施步骤如表 3-2-4 所示。

表 3-2-4　失智老年人改善幻觉和妄想照护方案

流程	操作要点
评估、解释	核对床号、姓名,向老人及其家属解释操作目的、过程及配合事项
准备	(1)物品准备:签字笔 1 支、记录本 1 本,其他用物根据具体情况而定 (2)环境准备:安全安静,光线明亮,空气清新,温湿度适宜 (3)照护员准备:仪表整洁;了解刘奶奶目前身体和精神状况、喜好、生活经历、家庭情况等;具有良好的沟通能力,心境平和;掌握幻觉和妄想相关知识及照护技巧
沟通观察	下午 3 点,照护员发现刘奶奶一个人坐在客厅里,说看到哥哥(已经过世)坐在她房间的床上。晚饭过后,刘奶奶突然说钱包不见了,追问照护员是不是偷了她的钱包
协助改善幻觉和妄想	(1)改善幻觉 ①发现刘奶奶看到的哥哥是幻觉,不要否定或解释,陪同刘奶奶一起去看看:"我陪您一起去看看他。" ②评估环境中是否存在能够引起刘奶奶产生幻觉的因素,并去除刺激因素 ③分析刘奶奶的真正需求,如孤独、想念哥哥。"刘奶奶,您和哥哥感情很好吧,能和我聊一聊你们的事情吗?" (2)改善妄想 ①不争辩、不气愤,理解刘奶奶丢东西后着急的感受 ②用喝茶水等转移刘奶奶的注意力,安抚其情绪 ③提出一起找钱包并付诸行动:"奶奶,我们一起找找,会不会放在客厅沙发上了呢?" ④如果找不到,可以先用别的物品代替,稳定其情绪
整理记录	(1)整理用物、洗手 (2)记录老人表现和相应的照护措施、效果
注意事项	(1)不否定、不争辩,倾听老人的诉说,理解其担忧,设法稳定其情绪 (2)将贵重物品交给家人保管,可在钱包里留小额金钱让老人保管。和老人一起放在决定好的且较隐蔽的地方,并确认老人能自己找回 (3)细心观察,了解老人出现幻觉和妄想症状背后的原因,满足其内心的真正需求

【议一议】

围绕情景导入,请与小组同学讨论如何能让刘奶奶"放下"钱包。

【任务拓展】

毛奶奶,81 岁。进行性记忆力下降 8 年,MMSE 评分 12 分。近 3 个月出现幻觉,常常说有老鼠在床底下跑,不愿意回房间休息。

请同学们围绕案例进行角色扮演，表现出针对该患者的照护过程。

【项目总结】

由于疾病的影响，失智老年人会出现各种精神和行为症状，如重复行为、游走行为、激越行为、日落综合征、幻觉与妄想等（图 3-2-1）。及时发现、评估老年人的反常精神行为症状，尽早采取有效的干预措施，对控制老年人病情发展，提高老年人和家庭成员的生活质量非常重要。

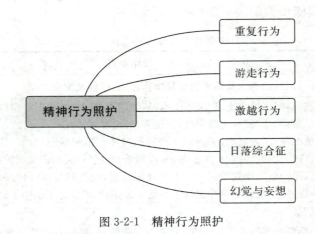

图 3-2-1 精神行为照护

【同步训练】

一、选择题

1. 张阿姨被她所照顾的失智老年人的行为深深困扰，不管张阿姨做什么，老人都跟着，拖地的时候跟着，差点被拖把柄撞到，烧饭时跟着，差点烫到。以下哪项照护措施不合适　　　　　　　　　　　　　　　　　　　　　　　　（　　）

A. 温柔耐心地对待她

B 给她布置一个"任务"，比如擦桌子或择菜

C. 不管老人的"任务"完成如何都要给予鼓励

D. 不管做什么事情一定要让自己处于老人的视线内

E. 告诉老人去做自己的事情，不要跟着自己

2. 以下针对老年人每天晚上起床游走的处理正确的是　　　　　　　　　（　　）

A. 让老年人自由游走　　　B. 晚上约束老年人　　　C. 白天陪同散步，消耗精力

D. 给予服用安眠药　　　E. 限制活动

3. 以下关于预防失智老年人走失的措施中错误的是　　　　　　　　　　（　　）

A. 不用预防，防不胜防　　　B. 戴定位手环　　　C. 社区联防

D. 改造老年人外出门禁　　　E. 适当限制活动

4. 激越行为不包括下列哪一种　　　　　　　　　　　　　　　　（　　　）

A. 语言性激越行为　　　　　　　　　　　　B. 非语言性激越行为

C. 运动性非攻击激越行为　　　　　　　　　D. 运动性攻击激越行为

E. 躯体行为

5. 语言性激越行为不包括下列哪一种　　　　　　　　　　　　　（　　　）

A. 吵闹　　　　　　　B. 反复质疑　　　　　C. 口头威胁

D. 打自己　　　　　　E. 殴打他人

6. 运动性非攻击激越行为不包括下列哪一种　　　　　　　　　（　　　）

A. 骂人　　　　　　　B. 易怒　　　　　　　C. 坐立不安

D. 毁坏物品　　　　　E. 口头威胁

7. 不能让有（　　　）症状的失智老年人独处　　　　　　　　（　　　）

A. 健忘　　　　　　　B. 游走　　　　　　　C. 重复

D. 攻击　　　　　　　E. 以上都不是

8. 防止失智老年人自伤或伤及他人的措施中,不正确的是　　（　　　）

A. 房间不用镜子　　　　B. 窗户不能打开　　　　C. 房间有水果刀

D. 保管好小的锐器物品　　E. 制定好应急预案

9. 以下哪项不符合日落综合征的特征　　　　　　　　　　　　（　　　）

A. 白天没精神而傍晚亢奋　　B. 记忆和方向感会丧失　　　C. 持续数天

D. 发病时可能会攻击他人　　E. 傍晚时分症状加重

10. 日落综合征主要受（　　　）的影响　　　　　　　　　　　（　　　）

A. 时间　　　　B. 环境　　　　C. 情绪　　　　D. 人际关系　　　　E. 心情

11. 应对患有日落综合征的老年人,尽量把每天需要照护的事情安排在（　　　）之

前完成　　　　　　　　　　　　　　　　　　　　　　　　　　（　　　）

A. 上午　　　　B. 中午　　　　C. 下午　　　　D. 晚上　　　　E. 夜间

12. 失智老年人出现的幻觉以哪种最为常见　　　　　　　　　　（　　　）

A. 幻视　　　　B. 幻听　　　　C. 幻嗅　　　　D. 幻味　　　　E. 幻触

13. 失智老年人出现的妄想以哪种最为常见　　　　　　　　　　（　　　）

A. 被偷妄想　　B. 被害妄想　　C. 嫉妒妄想　　D. 被遗弃妄想　　E. 幻觉

14. 引起幻觉和妄想的最根本原因是　　　　　　　　　　　　　（　　　）

A. 认知功能障碍　　　　　B. 陌生的环境　　　　　C. 昏暗的光线

D. 晃动的物品　　　　　　E. 情绪紧张

15. 以下哪项不是照护员在失智老年人出现幻觉和妄想时应该采取的措施（　　　）

A. 理解　　　　B. 纠正解释　　　C. 陪伴抚慰　　　D. 接受肯定　　　E. 倾听

16.（多选）应对失智老年人的反常行为要注意 （　　）

A. 安全第一　　　　　　B. 避免不如意　　　　　　C. 必要时使用约束工具

D. 给予理解　　　　　　E. 不用理会

17.（多选）张阿姨所照顾的失智老年人最近脾气很不好，稍不如意就会大发脾气。张阿姨应该如何照护老人 （　　）

A. 不要强制老年人做不愿做的事情

B. 保持冷静友善的态度

C. 及时满足老年人的生理、心理和社会需求

D. 做好安全保护

E. 和老人说教

18.（多选）应该如何照护有日落综合征的老人 （　　）

A. 傍晚提早开灯

B. 白天让老人多做户外运动

C. 必要时可协助老人服用抗精神病药物

D. 加强心理照护

E. 傍晚时加强户外运动

19.（多选）以下哪些是失智老年人出现幻觉和妄想时的干预和照护措施 （　　）

A. 第一时间倾听和肯定老年人的真实感受

B. 找出并去除引发幻觉或妄想的因素

C. 转移老年人的注意力

D. 及时对老年人的不良情绪进行疏导

E. 不用理会老年人

20.（多选）以下哪些原因可能会引起失智老年人的激越行为 （　　）

A. 便秘　　　　B. 口渴　　　　C. 久坐　　　　D. 无聊　　　　E. 心情愉悦

二、案例分析题

王奶奶，72岁，退休生物老师，6个月前被诊断为中度失智症。神志清醒，可以行走但动作缓慢，不认识家里人。大小便前会出现坐立不安，近1个月傍晚时会变得特别焦躁，出现骂人和打人的行为，家人无奈将其送至养老院。王奶奶自入住养老院以来一天数次和照护员说想要回家，拒绝洗澡。昨天夜里徘徊不睡觉，试图走出养老院。今晨照护员发现老人发热至39℃。作为她的照护员，请分析王奶奶的照护问题，确定首优、中优和次优问题，并针对她的情况制订个性化的安全照护计划，以便其他代班同事协助照护王奶奶。

【1＋X 考证要点】

1. 常见异常精神行为

2. 重复行为产生的原因

3. 重复行为照护措施

4. 游走行为产生的原因

5. 游走行为照护措施

6. 激越行为评估及照护要点

7. 日落综合征概念

8. 日落综合征照护要点

9. 幻觉与妄想照护要点

【参考答案】

单选题　1～5. ECABD　6～10. ACBCB　11～15. CBAAB

多选题　16. ABCD　17. ABCD　18. ABCD　19. ABCD　20. ABCD

（许海莲、张沛情）

项目三　安全照护

　　项目聚焦　随着年龄的增长，机体逐渐呈现衰老的状态，各系统器官的功能也退行性下降，导致老年人在生活中出现各种安全问题。老年人的安全问题，严重影响其健康水平和生活质量。一旦发生安全问题，老年人及其家属会与养老机构及照护员发生纠纷，是影响护患关系和谐与否的重要因素。因此，照护员在照护过程中要认真细致地观察老年人生活中存在的不安全因素，能够及时排除影响老年人安全的隐患，能够根据老年人的身体状况进行安全风险评估，当老年人发生安全问题后，照护员能够在第一时间进行处置和心理安抚，为老年人的人身安全保驾护航。

　　情景导入　刘奶奶，78 岁，高血压致脑出血 2 年，目前左下肢肌力 4 级，左上肢肌力 3 级。行走缓慢，左上肢关节稍有屈曲畸形，无法进行精细操作，右侧肢体活动良好。左侧面部鼻唇沟变浅，口角稍有歪斜，有流涎情况，口齿尚清楚。由于子女平时工作较忙，无法居家照护，遂送入养老服务中心。MMSE 评分为 23 分。

　　目标描述　通过本项目的学习，学生能说出常见老年人安全问题产生的原因，能列举老年人生活中的安全隐患，能正确评估老年人的安全风险，能对老年人已发生的安全问题进行应急处置。培养学生的风险识别意识、应急处置能力以及认真细致的职业素养。

任务一　跌倒

【任务目标】

　　1. 知识与技能目标：能说出跌倒的概念，跌倒的预防、危害及照护要点；能说出跌倒的不同表现及处理方法。

3-3-1　课件

　　2. 过程与方法目标：在案例分析、情景模拟过程中，初步学会评估并根据评估内容拟订照护计划。

　　3. 情感态度与价值观目标：感悟尊老爱老的传统美德，树立正确的人生观，确保安全为首的理念及严谨求实的精神，通过突发情况的处置，树立危机意识，培养随机应变的能力。

3-3-2　微课

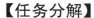

【任务分解】

跌倒是老年人致残、致死的主要原因,严重威胁老年人的身心健康、独立生活能力及日常活动。超过一半的跌倒会引起老年人严重的损伤和继发性损伤。本任务包括跌倒的定义、原因、严重程度分级、风险评估及预防处理等方面。

【任务实施】

一、跌倒的定义

跌倒是突然或非故意的停顿,倒于地面或比初始位置更低的地方,是一种突发的、不自主的体位改变,导致身体的任何部位(不包括双脚)意外"触及地面",但不包括由于瘫痪、癫痫发作或外界暴力作用引起的摔倒。按照国际疾病分类(ICD-10)对跌倒的分类,分为两类:从一个平面至另一个平面的跌落;同一平面的跌倒。

二、跌倒的原因

(一)生理方面

随着年龄的增长,机体功能退化越来越严重,其中包括运动系统和生理功能的减退,感觉反应迟钝,并常常伴有视力减退,当周围环境出现改变时,不能立即做出判断,从而身体无法保持平衡,导致跌倒的发生。老年人在生理上出现骨质疏松、平衡失调、肌力减退和视力下降,加上患有心脑血管疾病及癫痫等慢性疾病的因素,更易造成老年人跌倒。

(二)疾病方面

失能老年人多患有心脑血管疾病,而心脑血管疾病易导致大脑缺血缺氧,使得发生意识障碍而跌倒的风险较高。此外,如果老年人耳朵出现疾病,尤其是内耳,就容易失去平衡感,走路也容易摔倒。失能老人跌倒与诸多疾病相关,与临床常见的慢性病的关系尤为紧密,若合并多种慢性病,身体各部位均会受累,发生跌倒的风险也更高。

(三)心理方面

老年人往往在跌倒一次后会产生恐惧心理,害怕跌倒再次发生,从而畏惧行走。由于一些失能老年人过于害怕跌倒,且伴随着身体、社会等多方面的损害,可能形成不同程度的抑郁情绪,造成心理疾病,跌倒风险较高。存在心理问题的老年人往往伴随有认知障碍、行走速度慢、反应迟缓和缺乏力量等。上述也是导致跌倒的危险因素。心理问题有时还会触发强烈的情绪反应,使得老年人容易精神恍惚或失去平衡,从而发生跌倒。由此可见，心理方面也是导致失能老年人跌倒的重要原因之一，包括惧怕跌倒的心理、抑郁情绪、焦虑、沮丧、孤独等负面情绪。此外，部分老年人存在特殊的想法，希望成为焦点，博取家人或大众的关注，做与肢体功能不相符的动作或者行为。这些都非常容易导致跌倒的发生。

（四）药物方面

老年人因为身体原因可能需要长期服药，造成药物依赖。失能老年人服用的药物种类复杂，且老年人记忆力衰退也相对较严重，医生或护士虽然进行了用药宣教，但服药依从性依然不尽如人意。

老年患者随意用药、过量或少服药，不仅影响药效，还会增加跌倒的风险，严重者甚至会危及生命。抗心律失常药，偶尔会导致患者头晕眼花；降压药服用不当可出现"降压不良综合征"而引起头晕跌倒；降糖药可出现低血糖反应；利尿药易引起电解质紊乱；安眠、镇静药易引起直立性低血压；男性前列腺增生服用盐酸特拉唑嗪也易导致直立性低血压等。增加跌倒风险的药品见表 3-3-1。

表 3-3-1　增加跌倒风险的药品

类别	药物名称
神经系统抑制剂	镇痛药：普瑞巴林、曲马多等
	镇静催眠药：地西泮、艾司唑仑、氯硝西泮、酒石酸唑吡坦等
	抗组胺药：氯苯那敏、苯海拉明、异丙嗪等
心血管系统药物	降压药：硝苯地平、美托洛尔、特拉唑嗪、诺欣妥等
	硝酸酯类药：单硝酸异山梨酯、硝酸甘油、尼可地尔等
	抗前列腺增生药：坦索罗辛
	利尿药：呋塞米、托拉塞米、托伐普坦等
其他	降糖药、造影剂等

引自：广东省药学会. 老年人药物相关性跌倒预防管理专家共识[J]. 今日药学，2019，29（10）：649-658.

（五）家庭环境方面

家庭环境欠佳是导致失能老人跌倒的重要原因之一。被杂物绊倒、地板湿滑、室内昏暗、门槛太高、家具乱摆乱放、椅子太低或太高等因素会成为失能老人跌倒的隐患。随着年龄的增长，人的神经肌肉控制能力会逐渐退化。当环境发生改变时，老人往往不能像年轻人那样做出及时的应激反应，从而导致跌倒。

（六）防跌意识方面

老年人预防跌倒的意识不强。对自身身体素质过于自信，存在不服老的心理；性格倔强，对社会上给予的防跌宣教不重视；虽然能够正确认识到自己存在跌倒的风险,但对于如何防范跌倒的知识不了解,社会上也缺乏相关宣教,或没有机会参加此类宣教活动。这些失能老人都会面临跌倒的风险。

三、跌倒的严重程度分级

跌倒是一种比较常见的人体伤害,不同年龄阶段、不同的跌倒方式对人体造成的伤害严重程度也不相同,治疗方式也不一样。跌倒伤害一般男性多于女性,老年人跌倒伤害的症状比较重,远远重于青年人和儿童。因此,在临床上将跌倒伤害分为五级,详见表 3-3-2。

表 3-3-2　跌倒伤害等级

无伤害(0级)	跌倒后,评估无损伤症状或体征
轻度伤害(1级)	跌倒后伤害程度相对较轻,会导致青肿、擦伤、疼痛,需要冰敷、包扎、伤口清洁、肢体抬高、局部用药等
中度伤害(2级)	跌倒后伤害程度相对较重,会导致肌肉或者关节损伤,需要缝合、使用皮肤胶、夹板固定等
重度伤害(3级)	跌倒后伤害较重,会导致骨折、神经或内部损伤,需要手术、石膏固定、牵引等
跌倒死亡	属于最严重的一种,跌倒后导致死亡(不是由于引起跌倒的生理事件本身而死亡)

四、跌倒的风险评估

(一)既往病史

1.跌倒史:有无跌倒史,有无害怕跌倒的心理,跌倒发生的时间、地点和环境情况,跌倒发生时的症状、有无损伤及其他结果。

2.疾病史:所有的疾病史,尤其关注有无帕金森病、卒中、心脏病、痴呆、严重的骨关节病和视力障碍等疾病。

3.药物服用情况:对老年人的用药情况进行评估,尤其关注有无服用与跌倒有关的药物。

(二)体格检查

1.评估日常生活能力:评估步态、平衡能力和下肢肌肉力量。

2.评估视觉、听觉和认知功能。

3.评估血压,有无直立性低血压。

(三)环境评估

进行环境危险因素评估。尽管跌倒受到多因素交互作用,但有证据表明对居家环境进行评估和改善,消除环境中的危险因素,使环境和老年人能力相匹配,对于跌倒高风险老年人非常重要。

（四）其他

调查老年人与社会的交往和联系程度。

【知识窗】

Morse 老年人跌倒风险评估量表(MFS)

Morse 老年人跌倒风险评估量表(MFS)由美国宾夕法尼亚大学 Janice Morse 教授研制。该量表具有明确的有效性和可靠性。该量表包括对近 3 个月有无跌倒史、超过一个医学诊断、接受药物治疗、使用助行器具、步态和认知状态等 6 个条目的评分。量表总分为 125 分,得分越高,表明受试老年人发生跌倒的风险越高。跌倒风险评估标准:< 25 分为低度风险,25～ 45 分为中度风险,> 45 分为高度风险。评估过程简单,完成该量表约耗时 2～3min,应用广泛。

五、跌倒的干预措施

（一）自我干预

①采用跌倒风险评估工具自我评估,了解自己跌倒的风险级别。②技能学习:加强防跌倒知识的学习,增强防跌倒意识。③坚持锻炼:需进行平衡、肌力及步态项目的锻炼,也需进行灵活性和耐力的训练。适合老年人的运动包括太极拳、散步、八段锦、跳舞等,但运动要适度。④合理用药:按医嘱服药。所有的药物均需重新评估,尽量减少个人用药的数量和剂量。精神类药物(包括镇静、催眠、抗焦虑、抗抑郁药)应减量甚至停用。⑤加强膳食营养,适当补充维生素 D 和钙剂,防治骨质疏松。⑥衣服要合身宽松,鞋子要低跟和防滑。⑦辅助工具:选择适当的行走、视力、听力辅助工具。⑧熟悉社区及家庭内部的生活环境。⑨调整不良的生活方式,减少跌倒隐患。⑩保持健康、乐观的心理状态。

（二）他人干预

家庭照护员:①根据个人情况接受专业的居家老年人跌倒干预的照护培训。②采用居家危险因素评估工具评估家庭环境风险。③根据家庭环境风险评估结果改善居室环境,消除环境隐患。④对老年人进行良好的日常生活护理,老年人如厕、淋浴时重点看护。⑤给老年人创造和谐快乐的生活状态,尽量减少老年人的不良情绪。⑥帮助老年人选择适当的辅助工具。⑦熟悉老年人服用的每种药物的作用、副作用和服用方法,严格按医嘱辅助老年人用药。

专业人士:开展跌倒干预的知识和技能培训,定期考核,定期随访和指导。老年人跌倒干预应遵循一定的工作流程,世界卫生组织推荐的伤害预防四步骤(图 3-3-1)可用作老年人跌倒的干预流程和工作模式。

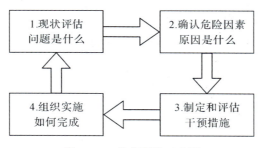

图 3-3-1 伤害预防四步骤

居家养老服务机构与家政服务人员：①居家养老服务机构与家政服务人员应具有合法的从业资质。对发生虐待老年人行为的家政服务人员应终止其从业资质。对发生虐待老年人事件的居家养老服务机构应予以惩罚，严重者应取消其经营资质。②居家养老服务机构应具有合法的经营资质，具有相关资质证书。③居家养老服务机构需定期组织管理人员和服务人员进行培训、考核，并接受主管单位的审核与检查。④家政服务人员应定期接受居家养老服务机构、社区卫生服务中心组织的老年人养护技术培训与考核，对于考核不合格的家政服务人员应停止工作或吊销从业资质。⑤家政服务人员对老年人进行良好的日常生活护理，老年人如厕、淋浴时重点看护。⑥给老年人创造和谐快乐的生活环境，尽量减少老年人的不良情绪。⑦熟悉老年人服用的每种药物的作用、副作用和服用方法，严格按医嘱辅助老年人用药。

六、跌倒的处理

发现老年人跌倒不要急于扶起，要分情况进行处理。

1.有外伤、出血，立即止血、包扎。

2.有呕吐，将头偏向一侧，并清理口、鼻腔呕吐物，保证呼吸道通畅。

3.有抽搐，移至平整软地面或身体下垫软物，防止碰、擦伤，必要时牙间垫较硬物，防止舌咬伤，不要硬掰抽搐肢体，防止肌肉、骨骼损伤。

4.如呼吸、心跳停止，应立即进行胸外心脏按压等急救措施。

5.如需搬动，保证平稳，尽量平卧。

【想一想】
围绕情景导入，请与小组同学思考患者哪些方面最需要进行评估。

【任务拓展】
刘爷爷，83 岁，患高血压 20 余年，最高血压曾到达 200/100mmHg，常年服药。脑栓塞 15 年，目前左下肢肌力障碍，行走缓慢，左上肢动作迟缓，左肘、腕、手指关节稍有屈曲畸形，但能进行轻微屈伸活动，右侧肢体活动良好。半年前出现记忆力下降明显，记不清时间与地点，已跌倒 2 次，未造成严重伤害。作为他的照护员，你应该采取哪些措施预防再次发生跌倒？

请同学们围绕案例绘制针对该患者采取预防跌倒措施的思维导图。

任务二　烫伤

情景导入　赵奶奶,84 岁,确诊阿尔茨海默病 10 年,日常在保姆照护下生活,年轻时因意外坠楼导致双下肢行走不便,基本在床上生活。一日,保姆将一杯刚烧好的开水放在床边桌上,赵奶奶自行将开水端起,不慎将开水洒在手上,导致左手手背出现 3cm×3cm 水疱,第二天水疱破裂,渗液明显,创面为粉红色肉芽组织。

3-3-3　课件

3-3-4　微课

【任务目标】

1. 知识与技能目标:能说出烫伤的概念及影响因素;能对失智老年人烫伤情况进行初步判断;能对失智老年人烫伤展开有针对性的护理和指导。

2. 过程与方法目标:在案例分析、情景模拟过程中,学会预防烫伤的发生以及烫伤发生时的评估和处理。

3. 情感态度与价值观目标:培养共情能力,加强语言表达和沟通能力,体现人文关怀。

【任务分解】

烫伤是失智老年人最常见的意外伤害事件之一,失智老年人因自理能力下降,发生烫伤的概率急剧增高,烫伤会给失智老年人造成严重的躯体损伤和自理能力损伤。本任务包括烫伤概述及影响因素、烫伤的应急处理及护理、失智老年人烫伤的预防三个方面。

【任务实施】

一、烫伤概述及影响因素

(一)烫伤的概念

烫伤是指由高温液体、高温蒸汽或高温固体所致损伤,是烧伤中最常见的类型。低温烫伤是指身体长时间接触高于 45℃ 的低热物体所引起的慢性烫伤,通常皮肤接触 70℃ 的物体持续 1min,接触 60℃ 的物体持续 5min 以上时,就有可能造成烫伤。

(二)临床表现

1. 面积计算

(1)九分法(图 3-3-2):将人体按体表面积划分为 11 个 9% 的等份,另加 1%(会阴)构成 100%,可简记为:3、3、3(头、面、颈),5、6、7(双手、双前臂、双上臂),5、7、13、

21（双臀、双足、双小腿、双大腿），13、13（躯干），会阴1。

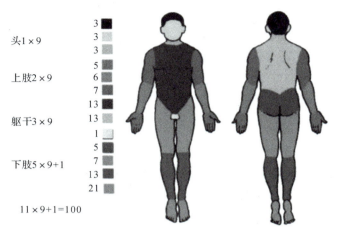

头1×9　3
　　　　　3
　　　　　3
上肢2×9　5
　　　　　6
　　　　　7
躯干3×9　13
　　　　　13
　　　　　1
下肢5×9+1　5
　　　　　7
　　　　　13
　　　　　21
11×9+1=100

图3-3-2　九分法

（2）手掌法：将患者并指的手掌面积估算为体表面积的1％。

2. 深度计算

深度计算采用三度四分法，见表3-3-3。

表3-3-3　三度四分法

深度	局部体征	局部感觉	预后
Ⅰ°	仅伤及表皮，局部红肿、干燥，无水疱	灼痛感	3～5天愈合，不留瘢痕
浅Ⅱ°	伤及真皮浅层，水疱大、壁薄、创面肿胀发红	感觉过敏	2周可愈合，不留瘢痕
深Ⅱ°	伤及真皮深层，水疱较小，皮温稍低，创面呈浅红或红白相间，可见网状栓塞血管	感觉迟钝	3～4周愈合，留有瘢痕
Ⅲ°	伤及皮肤全层，甚至可达皮下、肌肉、骨等，形成焦痂。创面无水疱，呈蜡白或焦黄，可见树枝状栓塞血管，皮温低	消失	肉芽组织生长后形成瘢痕

3. 临床过程和病理生理特点

烫伤可分为四期，分别为休克期、急性感染期、创面修复期、康复期，详见表3-3-4。

表3-3-4　临床过程和病理生理特点

四期	时间	病理生理特点	临床特征
体液渗出期（休克期）	48h内	细小血管通透性↑、低血容量	休克
急性感染期	3～10天	免疫功能↓、抵抗力↓、易感性↑	感染（全身性）
创面修复期	1天～1月	创面愈合过程（肉芽形成、上皮化）	瘢痕
康复期	愈合至数年		

（三）烫伤的影响因素

1. 躯体原因

（1）随着年龄的不断增加，老年人各器官生理功能逐渐衰退，对外界刺激变得迟钝,使其对温度的敏感性降低,所以等到老年人感觉皮肤疼痛或有烧灼感时往往已经造成了皮肤烫伤。

(2)老年人动脉血管老化、血液循环缓慢,加之神经系统疾病等慢性病的影响,易出现持续性肢体寒冷感。靠近热源后,血管扩张,血液循环得到改善,老人家会感觉舒适。所以,一般情况下,老年人比年轻人更"喜暖"。

(3)失能失智老年人大多数记忆力减退,自理能力大幅度降低,忘记了身旁或者床上放置的取暖用品,也极易发生意外而导致烫伤。

2.病理因素

糖尿病、心血管疾病等慢性疾病导致周围神经病变使老年人局部肢体感觉减退,在沐浴、泡脚等过程中无法正确感知水温而导致烫伤。

3.环境因素

在生活和治疗过程中,各种保暖工具如热水袋、电热毯等使用不当,理疗用品如烤灯、艾灸等操作不当都会导致老年人发生烫伤。

【知识窗】

复方紫草油在皮肤科临床应用专家共识

复方紫草油是由新疆紫草、白芷、忍冬藤、冰片、麻油制成的中药油剂,具有清热凉血、解毒止痛之功效。外用方便,既可以直接涂擦皮损部位,也可以做成油纱布局部贴敷,还可以做成药油纱条对溃疡、瘘管进行填塞、引流。复方紫草油可用于婴幼儿湿疹、尿布皮炎(小儿红臀症)、疱疹类疾病、烧(烫)伤、脓疱疮、足癣、压疮(褥疮)、间擦疹、皮肤溃疡、银屑病、亚急性湿疹、肛周湿疹等局部皮肤病变。另外,复方紫草油在拔罐、走罐、按摩、刮痧等中医特色治疗时可以作为润滑剂,既可以润滑,又可以发挥局部治疗作用。

二、烫伤的应急处理及护理

(一)烫伤处理要点

烫伤处理要点见表3-3-5。

表3-3-5 烫伤处理要点

烫伤的分类	烫伤的处理
轻度	受伤部位浸入冷水中,保持20～30min。若烫伤部位不是手足,可用无菌纱布轻轻覆盖受伤部位,并在上面喷洒冷水降温
中度	水疱自行吸收,用冷的蒸馏水或凉白开水喷洒创面,用无菌敷料轻轻覆盖伤口,送医院诊治
重度	避免皮肤的二次伤害,用无菌敷料轻轻覆盖伤口,保持伤口清洁,送医院救治

(二)烫伤的一般处理流程

烫伤的一般处理流程见图 3-3-3。

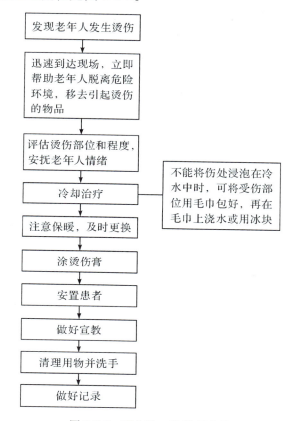

3-3-5 烫伤处理

图 3-3-3 烫伤的一般处理流程

如果烫伤的部位穿着衣裤或者鞋袜,应轻轻脱去。不易脱下时用剪刀剪开,轻轻褪下,避免皮肤随同衣物一起脱落造成二次伤害。

(三)老年人烫伤的护理要点

1. 病情观察:烫伤后要监测患者是否发生休克或诱发原有基础疾病,及时进行抗休克处理或进行病因治疗。

2. 创面护理:对于烫伤创面进行清创后可采取湿性愈合的方式。湿润的环境可以调节创面的氧张力,溶解坏死组织及纤维蛋白,敷料与创面不易粘连,有助于生态组织恢复活力和上皮细胞爬行,相较于传统方式,可以有效促进创面愈合,避免感染,减轻老人的痛苦。

3. 环境护理:房间保持清洁,每日通风,创造一个安静、舒适、洁净的环境,有利于创面的恢复。

4. 营养支持:营养支持是伤口愈合的基础。应少量多餐,营养均衡,适当补充维生素和微量元素，促进伤口愈合。

5. 心理护理：老年人发生烫伤后的自责感和疏离感加重，易产生悲观、焦虑心理，缺乏信心，应及时对失智老年人进行心理疏导和正面鼓励，主动与老人或家属交流，使老人积极配合治疗，消除心理障碍。

6. 康复支持：锻炼可预防瘢痕增生，防止关节萎缩僵化，促进关节功能恢复。烫伤部位躯体放置于功能位，进行以主动活动为主、被动活动为辅的功能锻炼，循序渐进。

三、失智老年人烫伤的预防

1. 将热水瓶、电器等容易导致烫伤的物品放在失智老年人不能触及的地方。

2. 浴室冷热标识清楚，水温恒定在 40～45℃。

3. 不能让失智老年人自行使用热水袋等加热设备，老年人使用热水袋温度控制在 50℃ 以内，热水袋加布套或包裹后使用，不使用化学加热袋，限制使用时长。

4. 失智老年人进食的食物，需提前给老年人准备好，不宜过烫。食物容器要使用隔热材质，避免烫伤。

【演一演】

通过角色扮演，请与小组同学模拟失智老年人烫伤后的应急处理及护理。

3-3-6　烫伤个案护理

【任务拓展】

请同学们围绕案例思考针对赵奶奶的护理要点。

任务三　噎食

【任务目标】

1. 知识与技能目标：能说出老年人噎食的评估和处理流程；能立即为老年人解除噎食。

2. 过程与方法目标：在案例分析、情景模拟过程中，及时做出判断和采取正确的护理措施。

3. 情感态度与价值观目标：能争分夺秒地为老年人解除噎食，能为解除噎食后的老年人进行心理安慰和健康宣教。

【任务分解】

本任务包括噎食发生的原因及表现、噎食的处理及预防三个方面。

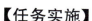

【任务实施】

一、噎食发生的原因及表现

1.原因：老人的吞咽反射及咀嚼功能减退；进食过快、过多等导致食物堵塞在咽喉部、食管狭窄处或气管；进食块状或黏性大的食物，如大块肉、蛋黄、年糕、粽子、汤圆、地瓜、桂圆等。

2.表现：主要表现为通气障碍、呼吸困难，甚至窒息。轻者表现为呼吸困难、面色发绀、双眼直瞪、双手放于颈部呈"V"形手势；重者意识丧失、全身瘫痪、四肢发凉、二便失禁、呼吸停止。如不及时抢救，容易导致严重后果，死亡率较高。

二、噎食的处理

噎食的处理操作流程见表 3-3-6。

表 3-3-6　噎食的处理操作流程

序号	环节	操作流程
1	识别噎食	进食时老人突然出现严重呛咳、呼吸困难、面色发绀、双眼直瞪、恐惧面容等
2	准备急救	立即停止进食；呼救并拨打"120"急救电话
3	实施急救	立即打开老人口腔检查，将老人置于头低位，刺激其咽喉部将口腔内和咽喉部食物吐出如不能缓解，立即实施海姆立克急救法： **1.神志清醒老人** (1)体位：取立位或坐位 (2)照护员位于老人身后，双脚前后分开呈弓步，双手环绕老人腰部，让老人弯腰张嘴 (3)定位：右手食指、中指放在老人肚脐上缘 (4)方法：左手握拳，将拇指侧置于脐上两横指处，剑突下方，右手握住左拳，双手快速向内、向上冲击 5 次，直到异物冲出，或"120"救护车到达 (5)清除口腔内异物 **2.神志不清老人** (1)体位：取平卧位，头偏向一侧 (2)照护员骑跨在老人大腿旁 (3)定位：脐上 2cm 处 (4)方法：两手掌重叠，手指相扣，两臂伸直，掌根置于脐上两横指处，快速向内、向上冲击 5 次，直到异物冲出，或"120"救护车到达 (5)清除口腔内异物
4	急救后	(1)置老人于舒适卧位，加强防护 (2)洗手，记录发生时间、原因，采取的措施及结果，老人状态

三、噎食的预防

1.正确评估老年人的吞咽功能和精神状态。

2. 进食前关闭音乐播放设备、电视机等。减少周围人员。

3. 进食时避免分散老人注意力，不与老年人过多的交谈。

4. 提前检查好食物的温度、大小、软硬度等。

5. 避免给老年人喂食黏性大的食物。

6. 控制好每口进食量，待全部吞下后再喂下一口。

7. 进食时保持良好姿势，避免平卧位进食。

8. 进食后保持坐位或半坐卧位 30～60min。进食两小时内避免翻身叩背、吸痰等操作。

【想一想】

分组练习时，思考协助老人进食时还有哪些方面需要改进。

【任务拓展】

王奶奶，87 岁，诊断为中度阿尔茨海默病。趁照护员不注意抓取身边的葡萄一大把送入口中。照护员听到奶奶呼叫声，立马过来并立即实施了急救。请问：此案例中照护员的做法有不妥之处吗？

任务四　误食

【任务目标】

1. 知识与技能目标：能说出老年人误食的评估和处理流程；能立即为老年人清除误食的东西。

2. 过程与方法目标：在案例分析、情景模拟过程中，及时做出判断和采取正确的护理措施。

3. 情感态度与价值观目标：能争分夺秒地为老年人解除误食，能排除老年人发生误食的隐患。

【任务分解】

本任务包括误食发生的原因、误食的处理及预防三个方面。

【任务实施】

一、误食的发生原因

失智老年人由于神经系统退行性改变，出现记忆障碍、判断力下降甚至判断错误，所以失智老年人容易出现误食。发现老年人翻垃圾桶、捡果皮、剩菜剩饭时应立即查看老年人是否有误食。

二、误食的处理

误食的处理操作流程见表3-3-7。

表 3-3-7　误食的处理操作流程

序号	环节	操作流程
1	发现误食	如发现老年人捡垃圾、剩菜剩饭等应立即制止误食行为,查看老年人口腔内并询问详细情况,寻找可能误食的东西
2	立即评估	老年人意识情况,有无腹痛、腹泻、呕吐等;如神志不清,立即拨打"120"急救电话
3	实施照护	(1)明确误食食品。如误食物非强酸、强碱、杀虫剂、驱虫剂等,可先采用催吐法。用手指或勺子等刺激老年人咽喉或舌根处,诱发呕吐。不易呕吐的老人可先喝温开水 200～300ml,再催吐,需反复催吐多次 (2)如误食强酸、强碱、药物等有害物质,要第一时间用相应的拮抗剂或洗胃液进行洗胃及其他治疗 (3)等误食解除后要安抚老年人,教育老年人不捡东西吃 (4)休息半小时后,给老年人进食清淡、易消化的食物
4	整理用物	置老年人于舒适卧位,加强防护 将老年人身边易误食的物品妥善处理好 洗手,记录发生时间、误食物、采取的措施及结果,老年人状态

三、误食的预防

1.要及时给老年人喂食,避免失智老年人因饥饿误食其他物品。

2.不让失智老年人自行保管食物,避免过饱或食用过期变质食品。

3.药物统一管理,避免老年人多服、少服、误服、漏服等现象。

4.杀虫剂等有害物品,做好安全管理,不让老年人接触,避免误食。

【想一想】

围绕情景导入,请思考如何给老年人进行误食的健康宣教。

【任务拓展】

刘爷爷,78岁,入住某养老院3年,患轻度阿尔茨海默病。刘爷爷平时有翻垃圾桶、捡东西吃的习惯。请你为刘爷爷所居住的房间及周围环境进行安全检查,制订防误食计划,防止刘爷爷再次翻垃圾桶等而发生误食。

任务五　走失

【任务目标】

1.知识与技能目标:能说出老年人走失的处理流程;能立即开展走失老年人的寻找。

2.过程与方法目标：在案例分析、情景模拟过程中，及时做出判断和采取正确的护理措施。

3.情感态度与价值观目标：能预防老年人走失，能为走失老年人进行健康教育。

【任务分解】

本任务包括走失发生的原因、走失的处理流程及预防三个方面。

【任务实施】

一、走失的发生原因

走失常见于失智老年人。由于老年人的记忆力，尤其是近期记忆明显减退，常常无法辨认时间、地点、人物，其定向力发生障碍，出现判断错误，迷失方向，发生走失现象。

走失事件的发生，不仅给老年人造成身心伤害，也给家庭带来极大的压力和负担。老年人走失已经成为社会关注的问题。

二、走失的处理流程

走失的处理流程如图 3-3-4 所示。

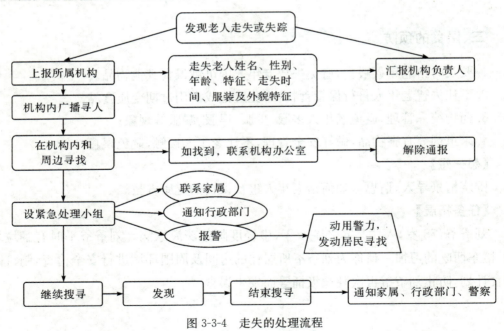

图 3-3-4　走失的处理流程

三、走失的预防

1.加强巡视，密切观察失智老年人的异常变化。

2.对易走失老年人,寻找原因,如环境改变、思念亲人等,制定相应措施。

3.营造良好、舒适、温馨、安全的居住环境。

4.组织老年人感兴趣的活动,使老年人安心休养。

5.经常与家属沟通,通报老年人的生活及精神状态等信息。

6.易走失老年人不能单独外出。

7.加强老年人间的沟通与交流。

8.给老年人安排适当的活动、治疗作业、智力康复和自理能力等训练,循序渐进,持之以恒。

9.在老年人房间门口做特殊、容易记忆的标识,以利于老年人的辨认。带着老年人反复熟悉周围的环境,强化记忆。

10.易走失老年人可佩戴联系卡片或爱心手环,注明老年人姓名、居住地、联系方式等,便于走失时接受他人的救助,安全返回。

【想一想】

围绕情景导入,请与小组同学共同为老人制定一个防走失手环。

【任务拓展】

张奶奶,80岁,患中度老年认知障碍,曾经有走失的经历。请针对老人的情况,制订一份防走失的护理计划。

【项目总结】

老年人由于生理和心理各项功能逐渐退化,尤其是失智老年人会出现各种意外情况,比如跌倒、烫伤、噎食、误食、走失等安全问题(图3-3-5)。对于老年人出现的意外情况,照护员要及时发现并果断采取正确的措施,防止老年人出现意外及不良后果。照护员在平时的工作中要及时发现安全隐患,排除隐患,防止老年人出现意外情况。

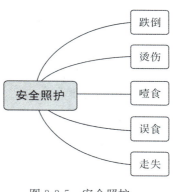

图3-3-5　安全照护

【同步训练】

一、选择题

1.噎食常见原因不包括　　　　　　　　　　　　　　　　　　　(　　)

A.老人没掌握自救方法　　　B.抢食　　　　　C.进食太急

D.体位不当　　　　　　　　E.吃饭时大笑

2.以下关于海姆立克法的叙述,错误的是　　　　　　　　　　　(　　)

A.卧位时头偏向一侧　　　　　　　　　B.神志不清者取坐位

C.卧位手法掌跟定位在脐上2cm处　　　D.立位手法在脐上两横指处

E. 让老人张口

3. 以下催吐方法不正确的是 　　　　　　　　　　　　　（　　）

A. 误食物不明不能催吐　　　　　　　B. 昏迷老人误食后禁止催吐

C. 误食洁厕灵要用蛋清保护胃黏膜并催吐　　D. 食管静脉曲张者禁止催吐

E. 误食强酸强碱者不能盲目催吐

4. 以下关于误食的处理,错误的是 　　　　　　　　　　　　（　　）

A. 疑似误食应先判断老人意识　　　　B. 找出可能误食的物品

C. 误食后立即进行催吐　　　　　　　D. 应及时送医院急救

E. 保留误食物一起送检

二、案例分析题

郭奶奶,84 岁,患重度阿尔茨海默病,有暴食、游走、捡垃圾吃行为。今天发现老人出现呕吐胃内容物、腹痛情况。经调查发现,郭奶奶偷吃了隔壁房间老人的润肤露。作为照护员,请根据郭奶奶的误食情况为其进行及时处理,并为郭奶奶进行预防误食的健康宣教。

【1+X 考证要点】

1. 老年人常见安全问题

2. 老年人跌倒原因

3. 老年人跌倒的照护措施

4. 烫伤分类

5. 烫伤的处理原则

6. Ⅰ度烫伤的应急处理

7. 老年人噎食产生的原因

8. 噎食的应急处理

9. 老年人误食产生的原因

10. 误食处理

11. 走失应急流程

【参考答案】

选择题　1~4. ABCC

(徐晓勋、史路平)

项目四 照护员关怀

项目聚焦 据文献报道,我国失智失能老年人的患病数量在世界总病例数中占 25%,且数量呈现逐年递增的趋势,预计 2050 年失智失能老人数量将突破 2000 万人。我国以核心家庭为主要结构,失能失智老年人的照护,基本由家庭承担。繁重的照护工作给其家庭尤其是照护员带来了沉重的身体压力与精神压力。常年无休的照护使得照护员生活节奏加快,身体劳累,加上无时间社交,久而久之会出现焦虑、压抑、失望、孤独等负面情绪,进而导致躯体与心理两种因素相互影响,形成恶性循环。因此,了解照护员的压力来源,给予必要的社会支持,帮助照护员找到可以使用的资源缓解照护压力很有必要。

3-4-1 课件

3-4-2 微课

情景导入 50 岁的杨女士,有个失智的老父亲,家里人有的要上班,有的在外地,照看的重任就落到了她身上。她每天都围着失智的父亲转,喂药、买菜、做饭、洗澡、每 1~2 小时带他去上厕所。有段时间,父亲成宿不睡觉,一晚上要去十几次卫生间,总说自己的东西被偷了。杨女士身心俱疲,5 年下来,她的身体大不如从前,而且变得很焦虑,对目前的生活很无奈,但无计可施。

【任务目标】

1.知识与技能目标:能说出照护员的概念,能列出照护员压力来源及应对方式,能找到相应的资源。

2.过程与方法目标:通过案例导入,激发学生思考,培养发现问题的能力,能养成双向思维模式。

3.情感态度与价值观目标:从照护员角度出发,体验照护员的感受,培养人文关怀能力。

【任务分解】

失能失智老年人的照护员面临很多的压力,其压力源可分为照护压力、经济压力、社会压力三个方面,可以从家庭支持、专业培训、经济支持、社会支持等方面帮助照护员缓解相关压力。

【任务实施】

一、照护员角色

照护员承担照顾患有慢性疾病或因各种急慢性疾病受伤、残疾而导致生活不能自理的人。失能失智老年人的照护员大部分是家庭成员或亲属，主要包括老人的配偶、子女、兄妹等。

二、照护员的主要压力源

（一）照护压力

首先，照护时间过长。失能失智老年人的病程较长，有的甚至长达 10 年以上。照护员完成每天的照护任务需要付出大量的时间、体力、精力，长期体力透支，容易出现各种健康问题，如高血压、失眠、头痛、腰酸背痛等。长期承受照护患者的压力，照护员可能出现身心崩溃，对生活失望。其次，老人的精神行为问题会导致照护工作难以顺利进行，尤其是认知症老人的一些特殊症状行为，比如拒绝进食、更衣、洗澡，重复吃东西、昼夜颠倒、随地大小便、重复问问题、游荡、性行为异常、攻击他人等，这些都会给照护员带来巨大压力。照护员需要时刻保证老年人的安全，预防和应对老人跌倒、噎食等各种风险事件。最后，不管照护员照护得多好，患者病情仍然会不断发展。失智症患者的病情有渐进性发展的特点，无论提供多么优质的医疗照护条件，病情还是会越来越严重，照护的工作量和难度也随之逐渐增加。随着照护对象病情的发展，生活自理能力会不断衰退，部分家属会误认为是照护员未照顾好，这会给照护员带来严重的挫败感，产生巨大的心理压力。

（二）经济压力

失能失智老年人需要专人照护，大部分照护员都是家庭成员，他们需要请假甚至辞职来照护老人，不能外出工作会导致家庭收入减少。此外，看病就诊、购买照护工具及辅助设备、改造居住环境都会增加家庭开支。收入减少，开支增大，这使得部分家庭经济压力大大增加。

（三）社会压力

照护员因为要时刻照护老人，没有可以自由支配的时间，无法与朋友聚会，无法参加各类社会交往活动。因照护老年人而导致照护员对其他家庭成员疏于照护，从而导致婚姻关系、亲子关系等受到影响。

三、照护员的压力应对与资源获取

(一)寻求家庭支持

基于失能失智老年人病情发展特点,照护员必须建立正确认知,即使是提供再好的照护服务,患者也会因为疾病的发展,自理能力越来越差,甚至部分患者会因为疾病本身或疾病造成的幻觉、妄想等精神症状,出现无休止的谩骂、向家人或邻居投诉的情况。这可能会导致家人之间出现不理解、埋怨照顾不周等。所以需要寻求家庭支持,要让家庭成员了解老年人的疾病情况及病程进展、所需要的照护内容,让更多的家庭成员参与到照护中来,大家共同讨论、商量,根据实际情况安排照护任务并达成共识,共同分担照护老人的艰巨任务。

(二)寻求专业培训

照护员缺乏照护知识与经验是导致照护员压力的一个重要原因。因此,照护员有必要通过咨询医师、查阅书籍、浏览专业网站或相关新媒体平台、加入相关支持性团体了解失智症的特点与相关理论知识,或参加院校、其他相关组织机构等提供的实践培训机会,丰富照护知识,提升照护技能,能够识别认知症老人各种问题的诱因,并采取正确的应对策略,提高照护的工作效率。通过学习与培训,有助于提升照护员的照护信心,降低挫败感,提高照护品质。

(三)寻求经济支持

目前部分发达国家对长期照护的财政支持进行了政策探索,通过政府出资有效缓解了部分患者的家庭经济压力。我国目前虽然还未对长期照护服务进行立法,但是在很多法律法规中对老年人的合法权益做了明确的规定,目前各地区在大力推进长期护理保险政策,使老年人及照护员的权益得到一些保障。

(四)寻求社会支持

照护员可以加入当地照护员相关组织和互助团体,通过相互间的交流、学习与分享,获得照护相关信息与资源以及心理和情绪上的有效支持。目前,各地区正在大力推行社区日间照料中心、居家/社区养老服务机构、社区卫生服务中心等居家养老和社区养老服务机构的建设,还有部分城市积极探索居家喘息服务和机构喘息服务,照护员可以根据自身的需要及老年人的病情,充分合理利用相关资源,将老年人送至这些专业的服务机构,获得短暂的休息、参加社会活动、拜访亲朋好友等机会,暂时从照护员角色中转换出来,以减轻照护压力。当照护员出现压力预警信号时,建议尽早去专业医疗机构就诊,以缓解身心压力。

【练一练】

请针对导入案例,尝试分析杨女士的压力源,并提供建议和支持。

【项目总结】

在我国,失智症长期照护服务体系还不够完善,居家非正式照护仍然是主要的照护方式,这就给照护员带来很大的负担,因此我们要帮助照护员更好地应对压力,寻求相应的社会支持,从而促进失智老年人照护质量的不断提升。

【1＋X考证要点】

1. 照护员概念

2. 照护员压力缓解措施

【同步训练】

一、选择题

1.（多选）照护者的压力源主要来自 （　　）

A. 照护老人的压力　　　　　B. 经济压力　　　　　C. 社会压力

D. 同事压力　　　　　E. 环境压力

2.（多选）照护者可以从下列哪些方面获得支持 （　　）

A. 家庭　　　　　B. 专业培训　　　　　C. 经济支持

D. 社会支持　　　　　E. 环境支持

二、案例分析题

请针对导入案例,尝试分析杨女士的压力源,并提供建议和支持。

【参考答案】

选择题　1. ABC　2. ABCD

（毛翠）

参考文献

1. 图书

[1]布莱得森.终结阿尔茨海默病[M].何琼尔,译.长沙:湖南科学技术出版社,2018.

[2]付克礼.社区康复学[M].2版.北京:华夏出版社,2013.

[3]黄金银,唐莹.失智失能老人整合照护[M].杭州:浙江大学出版社,2021.

[4]李斌.老年照护:中级〔M〕.北京:中国人口出版社,2019

[5]吕洋.与失智老年人快乐相处[M].重庆:重庆出版社,2018.

[6]倪朝民.神经康复学[M].2版.北京:人民卫生出版社,2013.

[7]邱铭章,汤丽玉.失智症照护指南[M].北京:华夏出版社,2016.

[8]王培宁,刘秀芝.假如我得了失智症[M].北京:华夏出版社,2016.

[9]尤黎明,吴瑛.内科护理学[M].6版.北京:人民卫生出版社,2018.

[10]于恩彦.中国老年期痴呆防治指南[M].北京:人民卫生出版社,2021.

[11]张连辉,邓翠珍.基础护理学[M].4版.北京:人民卫生出版社,2019.

[12]张秀花,耿桂灵.护理院生活照护[M].北京:科学出版社,2021.

[13]周郁秋,张会君.老年健康照护与促进[M].北京:人民卫生出版社,2019.

[14]诸葛毅,王小同.失能老年人护理[M].北京:中国协和医科大学出版社,2020.

[15]卓大宏.中国康复医学[M].2版.北京:华夏出版社,2003.

[16]邹文开,赵红岗,杨根来.失智老年人照护职业技能教材:中级:全6册[M].北京:中国财富出版社,2019.

2. 论文

[1]COHEN-MANSFIELD J. Nonpharmacologic Treatment of Behavioral Disorders in Dementia[J]. Curr Treat Options Neurol,2013,15(6):765-785.

[2]RAZ L, KNOEFEL J, BHASKAR K. The neuropathology and cerebrovascular mechanisms of dementia[J]. Journal of Cerebral Blood Flow and Metabolism,2016,36(1):172-186.

[3]TIAN H, WANG L, XIE W, et al. Epidemiologic and clinical characteristics of severe burn patients:results of a retrospective multicenter study in China,2011-2015[J]. Burns Trauma,2018(6):14.

[4]VAN DER PLOEG E S, O'CONNOR D W. Evaluation of personalised,one-to-one interaction using Montessori-type activities as a treatment of challenging

behaviours in people with dementia: the study protocol of a crossover trial[J]. BMC Geriatrics, 2010, 10:3.

[5]WAITE L M. Treatment for Alzheimer's disease: has anything changed? [J]. Australian Prescriber, 2015, 38(2):60-63.

[6]WATT J A, GOODARZI Z, VERONIKI A A, et al. Comparative efficacy of interventions for aggressive and agitated behaviors in dementia: a systematic review and network meta-analysis[J]. Annals of Internal Medicine, 2019, 171(9): 633-642.

[7]陈旭娇,严静,王建业,等.中国老年综合评估技术应用专家共识[J].中华老年病研究电子杂志,2017,4(2):1-6.

[8]程良莹,张艳,张振香,等.老年人家庭功能评估工具研究进展[J].护理研究,2020,34(4):680-682.

[9]国务院关于印发"十四五"国家老龄事业发展和养老服务体系规划的通知[EB/OL].(2021-12-30)[2023-8-7].http://www.gov.cn/zhengce/content/2022-02/21/content_5674844.htm.

[10]胡梦梦,皮红英,宋杰.失能老人跌倒的危险因素及预防进展[J].护理管理杂志,2015,15(10):714-716.

[11]柯淑芬,李红.老年痴呆照护机构生活环境评估量表的研究进展[J].中华护理杂志,2014,49(2):211-215.

[12]廖彩云,卢梦情,徐蔼琳,等.欧洲老年综合评估量表 EASY-Care Standard 发展历程及应用[J].中国老年学杂志,2022,42(2):490-493.

[13]刘建康,李书,蔺婧,等.老年人日常生活活动能力与抑郁症状和焦虑症状共存的关系研究[J].中国慢性病预防与控制,2022,30(4):251-255.

[14]施红,赵烨婧,邓琳子.老年综合评估的临床意义与应用进展[J].中国心血管杂志,2021,26(5):413-417.

[15]汤韫钰,刘如恩.阿尔兹海默病的诊断与综合治疗进展[J].中国实用神经疾病杂志,2022,25(8):996-1000.

[16]王凯蓉,卫婉蕊,马睛雅,等.沉浸式虚拟现实认知训练对认知障碍患者干预效果的系统评价[J].中华护理杂志,2022,57(2):230-236.

[17]吴延,王广玲,聂作婷,等.2022 年版《世界指南:老年人跌倒的预防与管理》解读[J].中国全科医学,2023,26(10):1159-1163,1171.

[18]谢卫国,茹天峰.烧伤后关节功能障碍的预防与康复治疗专家共识(2021 版)[J].中华损伤与修复杂志(电子版),2021,16(4):277-282.

[19]姚元龙,史威力,冯娴,等.老年共病的研究管理策略[J].中华全科医学,2022
(8):1267-1269.

[20]张亚娟,张伟英,李丹.老年结直肠癌肠造口病人术后早期衰弱发生现状及影响
因素[J].护理研究,2022,36(12):2145-2150.

[21]中国老年医学学会认知障碍分会,认知障碍患者照料及管理专家共识撰写组.中
国认知障碍患者照料管理专家共识[J].中华老年医学杂志,2016,35(10):1051-
1060.

[22]中国吞咽障碍康复评估与治疗专家共识组.中国吞咽障碍评估与治疗专家共识
(2017年版)第二部分治疗与康复管理篇[J].中华物理医学与康复杂志,2018,
40(1):1-10.

[23]中国微循环学会神经变性病专委会,中华医学会神经病学分会神经心理与行为
神经病学学组,中华医学会神经病学分会神经康复学组.阿尔茨海默病康复管理
中国专家共识(2019)[J].中华老年医学杂志,2020,39(1):9-19.

[24]周晓俊,岳玉川,吴冬梅,等.成都市失智老年人长期照护服务质量评价指标体系
的构建[J].护理研究,2020,34(11):3.

[25]朱烨,彭乐,陈燕,等.老年综合评估在老年期痴呆患者中的应用效果及对氧化应
激指标的影响[J].中国老年学杂志,2022,42(2):337-339.